Consecuencias
PSICLÓGICAS
de la PANDEMIA

Consecuencias PSICÕLÓGICAS de la PANDEMIA

Ebee León Gross

LIBSA

Para mi hija Amaya, poderosa guerrera invencible,
mi mejor compañera de vida.

© 2021, Editorial LIBSA
Puerto de Navacerrada, 88
28935 Móstoles (Madrid)
Tel.: (34) 91 657 25 80
e-mail: libsa@libsa.es
www.libsa.es

Textos: Ebee León Gross
Maquetación: Javier García Pastor

ISBN: 978-84-662-4105-2

DL: M 15760-2021

AGRADECIMIENTOS

A Pedro Libertad, por hacer más bonito todo lo que toca, por tantas risas, tanta complicidad y tantos momentos inolvidables.

A Christian Krog, por todos los bellos still raining que vivimos y los que nos quedan por vivir.

A Rosa Raga, por compartir su experiencia con todos.

A Pedro Larrata, por su ayuda incondicional e infinita.

A Tomás Porras y Mar Salaberría, por esa recopilación de artículos interesantes.

A Ángela Morales y la Editorial Libsa, por volver a abrirme sus puertas.

CONTENIDO

• Levantarse una hora antes • Hacer ejercicio regularmente • Escribir un diario • Meditar • Ordenar las tareas según su dificultad • Hacer la cama • Realizar descansos según nuestro ritmo de trabajo • Beber más agua durante el día • Encontrar nuevas recetas sanas • Seguir el método Wim Hof • Aflojar los músculos • Darse una ducha fría • Darse un baño caliente • Aprender cada día algo nuevo • Tachar el día anterior del calendario • Hacer y revisar fotografías • Leer un libro • Escuchar la radio • Leer un artículo de opinión • Trabajar en crucigramas • Trabajar en un gran puzle • Anotar nuevas ideas • Dedicar tiempo a la familia • Agrupar tareas • Conectar con la naturaleza • Programar un tiempo para redes sociales y mensajería • El final del día • Rutinas para adolescentes

PRÓLOGO

Hemos vivido y seguramente viviremos tiempos de pandemia en los que se hace necesario desarrollar al máximo la empatía, el agradecimiento y la tolerancia, tanto con la familia como en el ámbito laboral, y en general, en todas las relaciones sociales. Surge, además, la necesidad de fomentar otro tipo de capacidades y estrategias que nos permitan mantener una mejor actitud ante los desastres.Estas y otras ideas son las que vamos a exponer en profundidad en los siguientes capítulos.

Este libro es un alegato a la resiliencia, al optimismo, y pretende favorecer la reflexión para poder cambiar y mejorar comportamientos y prácticas de nuestra vida que quizá no eran del todo saludables, además de para aprender a valorar lo que realmente es importante.

La resiliencia y la empatía son la clave para salir de cualquier crisis. Es necesario que en nuestro cerebro se activen factores de resiliencia, es decir, la capacidad necesaria de enfrentar la adversidad y los problemas. Hemos atravesado una etapa de dolor, con su impacto emocional y social, y ahora se trata nada más y nada menos que de sanar emocionalmente, incluso de darle otro significado a la vida si es necesario. Y, desde luego, sería perfecto adquirir herramientas y estrategias para poder enfrentarnos a otras crisis en el futuro, por lo que el libro siempre será un recurso valioso.

Es probable que la crisis vivida lleve a cabo un cambio positivo en muchos de nosotros y, somos muchos los psicólogos que pensamos que quizá después de esta crisis vamos a ser más capaces de enfrentar adversidades o de empatizar mejor con otras personas que han sufrido, e incluso vamos a plantearnos cambios existenciales importantes sobre nuestra propia vida.

Hay muchas evidencias de que personas que han sufrido experiencias negativas serias, como grandes desastres naturales, ataques terroristas o la superación de una enfermedad altamente complicada, han sido capaces de ver que lo sufrido las había hecho mucho más fuertes. La mayoría de las personas que han experimentado acontecimientos traumáticos tratan de encontrar un sentido a dicho sufrimiento, lo que implica reconstruirse y comprometerse en una nueva etapa, con una nueva dinámica.

Esta búsqueda o necesidad de reconstruirse se conoce como el crecimiento postraumático, que siempre se ve favorecido por el optimismo y la resiliencia; en definitiva y a pesar de todo, por la idea o sensación de que vivimos en un mundo lleno de grandes posibilidades. Esta capacidad de recuperarse frente a la adversidad, una situación traumática, una pérdida o una catástrofe, saliendo fortalecido de ello, con más recursos y más competencias, además de con mejores conexiones emocionales, es justamente la idea central de este libro tras la pandemia de coronavirus que hemos vivido.

Se hace en él, por tanto, énfasis en la importancia de adaptarnos y sobreponernos, de reconocer nuestras capacidades para afrontar las distintas situaciones y superar todos los obstáculos que se nos vayan presentando y para permanecer centrados ante las crisis y adversidades, siendo conscientes de la importancia de mantenernos activos, reflexivos y con la seguridad de saber cómo comportarnos en nuestro entorno.

Pero llegados a este punto, es importante entender la resiliencia no únicamente de un modo individual, sino en un sentido más colectivo. Tenemos que empezar a darnos cuenta de que el bienestar global es tan importante como el éxito personal o individual, y ahí es donde entraría en juego otra palabra clave de este libro: la empatía, porque para salir de esta crisis no basta con el esfuerzo individual. Tenemos que unir fuerzas y apoyarnos los unos a los otros, siendo empáticos, es decir, teniendo la capacidad de leer las emociones de los demás para conectar con ellas.

En otro de los capítulos analizaremos las formas de practicar el agradecimiento como técnica para ser más felices y hacer más felices a los demás, aprendiendo a valorar las pequeñas cosas con las que nos obsequia la vida. La práctica del agradecimiento debería convertirse en un hábito diario, ya que reduce la ansiedad y la depresión al disminuir las hormonas del estrés y controlar las funciones del sistema nervioso autónomo. Sabemos que los sentimientos de gratitud están asociados con un aumento en la modulación neuronal de la corteza prefrontal, el área del cerebro responsable de manejar las emociones negativas, como la culpa, la vergüenza y los comportamientos violentos. Como resultado, las personas que practican el agradecimiento resultan ser las más empáticas y de mentalidad más positiva por naturaleza. También veremos formas de utilizar nuestras capacidades intelectuales en situaciones de crisis y aprenderemos a informarnos sin caer en alarmismos o falsedades que aumenten nuestra ansiedad. Dos de los grandes problemas que ha tenido esta pandemia han sido el desconocimiento generalizado y los fallos de comunicación que ha habido en la mayoría de los países. El miedo ha sido el caldo de cultivo de la desinformación, los rumores y las falsas esperanzas. Es necesario aprender a recibir y transmitir información veraz y fiable para tener una visión de la realidad de la que puedan emanar esperanzas realistas.

Revisaremos también las formas de crear un entorno social o familiar lo más cálido posible fomentando espacios familiares más acogedores, en el más amplio sentido de la palabra. Vamos a descubrir cómo mejorar nuestra paciencia, a fortalecer la necesidad de vivir con más calma, dado que muchos estamos acostumbrados a ritmos frenéticos y desorganizados, lo cual nos genera mucho estrés innecesario y desemboca en pasar la vida sin vivirla realmente. Deberemos potenciar la cohesión familiar, demostrando afecto y cuidado por los jóvenes que se hallan en dificultades económicas y por los más mayores que aún viven con miedo esta situación. Debemos procurar su bienestar en todos los sentidos.

Es un momento ideal para gestionar mejor nuestras frustraciones, reflexionar y adoptar mejores decisiones, para ser mucho más creativos y tener mayor flexibilidad mental; en definitiva, para aprender a hacer las cosas de otro modo. No podemos dejar que el miedo nos domine o nos bloquee. Debemos confiar en nosotros mismos y en nuestras capacidades para darle un giro a esta situación.

Tenemos una libertad creativa que ahora podemos desarrollar para trabajar desde casa, para compartir un tiempo de mayor calidad con la familia y para establecer una serie de rutinas y disciplinas que potencien la tranquilidad en los momentos más críticos, que nos ayuden a cuidar mejor a las personas de nuestro entorno y que favorezcan nuestra autoestima, y la organización de nuestra vida.

Y hablaremos también de Psicología Positiva y optimismo, eso sí, de un optimismo realista, es decir, de tener una visión positiva del futuro y pensar que somos capaces de controlar el curso de nuestras vidas de forma objetiva sin dejarnos llevar por la irrealidad. Y más importante aún, hablaremos de ganarle la batalla a la depresión, a la ansiedad, al estrés y a cualquier trastorno que nos haya podido ocasionar este momento de dificultad. Es fundamental que aprendamos a identificar cada uno de estos aspectos con el objetivo de salir adelante con éxito hasta conseguir que la adversidad genere el paso al crecimiento personal en todos los ámbitos. Aprenderemos a utilizar las diferentes estrategias para mejorar este escenario de crisis a través del equilibrio personal, del orden, la planificación y el control.

Esta crisis, sin duda, ha sido y aún va a ser dura y complicada, nos ha conmocionado a todos, incluso a quienes menos problemas les ha acarreado, y de ello también se habla en este libro con toda franqueza y rigor, pero siempre tratando de convertirla en un momento de cambio. Si realmente estamos dispuestos a cambiar para mejorar, una situación como esta puede enseñarnos a priorizar las cosas por su valor para nuestro propio enriquecimiento. Ha llegado el momento de cuidar de nosotros mismos y de los que nos rodean para hacer un buen trabajo de equipo en el que todos salgamos ganando.

Olvidaremos la sensación de falta de libertad durante el confinamiento, olvidaremos el reconocimiento a los trabajadores esenciales, el miedo a la enfermedad y a la muerte y hasta olvidaremos las cifras diarias de fallecidos que aparecían en todos los medios generando angustia. Sin embargo, si desechamos todo, si realmente olvidamos sin más y no nos paramos a reflexionar, no aprenderemos de esta circunstancia: nada de lo esencial cambiará y habremos desperdiciado la oportunidad que el shock nos ha brindado para crecer. Sería imperdonable dejar pasar esta ocasión única de aprender a cuidarnos, a cuidar de nuestros entornos y, definitivamente, de hacernos mejores personas.

INTRODUCCIÓN

El 31 de diciembre de 2019 en la ciudad china de Wuhan se detecta el primer caso conocido de infección por el nuevo coronavirus, el SARS-CoV-2 (causante de la enfermedad COVID-19). Este nuevo virus es una cepa particular dentro de la familia de los coronavirus que no había sido identificada previamente en seres humanos. Al principio existía muy poca información sobre su transmisión, gravedad e impacto clínico, con solo unos pocos casos notificados y un gran desconocimiento. Sin pasar demasiado tiempo, se asumió una epidemia de este virus que atacaba a un gran número de personas en un mismo lugar y durante un mismo periodo de tiempo. El Gobierno de la República Popular China decidió imponer numerosas medidas restrictivas al respecto y, durante las primeras semanas de 2020, fue uno de los temas más mencionados en medios de comunicación de todo el planeta. A pesar de la respuesta gubernamental, el virus logró cruzar fronteras y se detectaron los primeros casos fuera del continente asiático.

El 11 de marzo de 2020 la Organización Mundial de la Salud (OMS) anunció que la nueva enfermedad causada por el coronavirus podía considerarse una pandemia. La caracterización de pandemia significa que la epidemia se ha extendido por varios países, por algunos continentes o por todo el mundo y que afecta a un gran número de personas.

Este contexto que se amplió más de un año, empezó a revertirse en Occidente en 2021 con la vacunación de la población. Pero ¿qué sabemos del propio virus más allá del daño que ha causado a nuestras sociedades?

Los coronavirus son una extensa familia de virus, algunos de los cuales pueden ser causa de diversas enfermedades humanas, que van desde el resfriado común hasta el síndrome respiratorio agudo severo (SRAS o, en inglés, SARS). Los virus de esta familia también pueden causar varias enfermedades en los animales. Al igual que todos los virus, el SARS-CoV-2 ha ido sufriendo pequeñas mutaciones genéticas, algo que siempre sucede cuando los virus van generando copias de su genoma en el proceso de infección. La investigación de estas mutaciones ha permitido a la comunidad científica conocer diferentes variantes o linajes del virus, que ayudan a explicar su origen, evolución y difusión. Un ejemplo de ello es la detección de la variante denominada VUI 202012/01, descrita en el Reino Unido.

El coronavirus es un germen protrombótico con capacidad para dañar nuestro cuerpo a todos los niveles y provocar, según nuestra genética, una respuesta inmune e inflamatoria perjudicial en algunos casos y mortal en muchos otros. El COVID-19 se contagia con mucha facilidad de persona a persona por contacto con un infectado por el virus a través de las gotículas procedentes de la nariz o la boca que salen despedidas cuando alguien tose o exhala. Estas gotículas quedan suspendidas en el aire. Por eso las autoridades sanitarias advierten de la importancia de mantener la distancia de seguridad de unos dos metros entre personas y del uso de la mascarilla.

Por la facilidad de transmisión que hemos descrito, esta pandemia ha afectado en poco tiempo a casi todos los países y ha dejado al mundo entero paralizado, las naciones se han cerrado para detener la marcha y expansión del virus. La crisis ha sido muy alarmante, en parte, porque tenía unas características nuevas y desconocidas hasta ahora.

La última pandemia de esta magnitud fue hace más de 100 años, provocada por la Influenza o Gripe de 1918, conocida también como «gripe española», aunque su origen no fue España, fue una de las más devastadoras de la historia y la más grave de las tres pandemias por virus ocurridas en todo el siglo XX. Se estima que infectó a unos 500 millones de personas (o sea un tercio de la población mundial) y que murieron unos 50 millones en todo el mundo (es decir, más que el total de muertes tanto civiles como militares durante la Primera Guerra Mundial).

Aunque la gripe A, una variante de influenza también conocida como «gripe porcina» (2009-2010), fue clasificada por la OMS como pandemia, su índice de mortalidad fue bajo en comparación con su propagación.

Muchas facetas importantes de la salud mental, así como las libertades personales, la seguridad financiera, la estabilidad social y los factores de estilo de vida individual se pusieron en juego. Según la OMS, la salud mental es un estado en el que el individuo se da cuenta de sus propias capacidades, puede hacer frente a las tensiones normales de la vida, puede trabajar de forma productiva y fructífera, y puede contribuir a su propio bienestar.

Desafortunadamente, muchas de las consecuencias sociales e individuales de la pandemia del COVID-19 se imponen sobre estas facetas. Por ejemplo, la incertidumbre del pronóstico, el aislamiento como resultado de la cuarentena y las pérdidas financieras asociadas con una reducción de la actividad económica han provocado reacciones emocionales graves y comportamientos poco saludables, como un mayor consumo de alcohol y de sustancias tóxicas.

En este contexto, han surgido efectos psicológicos negativos, como depresión, estrés, miedo, confusión e ira, en muchas personas tras haber estado en cuarentena durante la epidemia.

Específicamente, la restricción de las libertades personales, la duración del confinamiento, las pérdidas financieras resultantes y la atención médica saturada e insuficiente han aumentado notoriamente el riesgo de desarrollo de enfermedades psiquiátricas.

En abril de 2020 se lanzó una encuesta internacional en varios idiomas para dilucidar las consecuencias emocionales de los primeros confinamientos. Este primer estudio a gran escala sobre salud mental y bienestar emocional concluyó que la pandemia tendrá implicaciones enormemente negativas para la salud mental individual y colectiva de la población.

Los jóvenes han experimentado una serie de consecuencias relacionadas con la pandemia, como el cierre de universidades y otros centros de estudio y la pérdida de ingresos, que contribuyen también al deterioro de su salud mental.

Los adultos en hogares con pérdida de empleo o ingresos más bajos también muestran tasas más altas de síntomas de enfermedad mental.

Y, por otra parte, existe una importante preocupación sobre el bienestar de los niños y sus padres, en particular de las madres. Las mujeres con hijos tienen más probabilidades de síntomas de ansiedad y depresión en comparación con los hombres.

La pandemia también ha afectado de manera desproporcionada a la salud mental de los colectivos más desfavorecidos.

Además, muchos trabajadores esenciales continúan enfrentándose a más desafíos, incluido un mayor riesgo de contraer el coronavirus, que otros trabajadores. En comparación con los trabajadores no esenciales, los trabajadores esenciales han mostrado más síntomas de ansiedad o trastorno depresivo por esta razón.

El mundo solo será diferente esta vez si una vez que hemos salido de esta crisis, los Gobiernos deciden adoptar medidas para lograr un cambio fundamental y nosotros mismos actuamos para mejorar nuestro día a día.

Lo que suceda en los próximos meses o años tendrá gran impacto sobre lo que ocurra en un futuro más lejano. Si las vacunas son muy efectivas, si la inmunidad dura algunos años, si se ponen en línea medicamentos terapéuticos altamente efectivos y si podemos usar test rápidos y baratos que puedan asegurar a las personas que los que los rodean y ellos mismos están a salvo, habrá relativamente pocos cambios distintos a los realmente obvios, como más trabajo desde casa, más servicios *online* y la destrucción de las pequeñas empresas.

Si el virus se constituye en una amenaza constante, los cambios podrían ser bastante profundos, afectar a dónde y cómo vive y trabaja la gente y, por supuesto, al diseño interior de los edificios para habilitarlos ante la nueva situación. También habría más coches y menos transporte público. Y del mismo modo seguiría modificándose nuestra vida social, que ya se ha visto gravemente afectada estos últimos tiempos.

Pero lo que es seguro es que estamos aprendiendo lecciones muy valiosas a través de esta crisis global, y la vida después del COVID-19 puede cambiar para mejor. Aristóteles decía: «Es durante nuestros momentos más oscuros cuando debemos concentrarnos para ver la luz». Por lo tanto, este es el momento más adecuado para mirar hacia adelante y tratar de mejorar el mundo posterior al COVID-19.

La gente aprendió a vivir con lo esencial durante el primer confinamiento. Las comidas caseras, mucho más saludables, reemplazaron a la comida rápida, tan instalada en nuestro estilo de vida y en nuestros organismos. El confinamiento ayudó en un primer momento a despejar de contaminación los cielos de las ciudades. A medida que los niveles de contaminación empezaron a disminuir, la naturaleza floreció, la flora y la fauna comenzaron a ganar terreno, y la gente se dio cuenta de la necesidad de un estilo de vida más sostenible para la salud de los habitantes del planeta y del propio planeta.

En el futuro, sin duda, habrán de surgir formas de vida más respetuosas con el medioambiente. Por ejemplo, el teletrabajo está conllevando un ahorro de combustible a nivel mundial y todas las operaciones y transacciones realizadas de forma *online* conllevan también un ingente ahorro de papel, aunque a su vez este ocasione nuevas desigualdades y también nuevas e inoportunas preocupaciones y situaciones de estrés y sentimientos de soledad, abandono, nostalgia o aislamiento. Pero, al fin y al cabo, en los próximos años podemos dar prioridad a un estilo de vida más simple y mucho más gratificante, reduciendo el consumo y las preocupaciones. Las futuras generaciones pueden impulsar una vida mejor.

Durante estos tiempos difíciles, las familias han permanecido mucho más unidas, remando juntas para proteger a todos los miembros de posibles daños. Hemos desarrollado vínculos más fuertes. El virus tardará en erradicarse por completo, por lo que estos cambios formarán parte del futuro a largo plazo. El bloqueo puso de relieve la importancia de la familia. La mentalidad posterior al COVID-19 llevará la protección de la familia contra todas las contingencias futuras.

La pandemia ha hecho hincapié en la necesidad de preparar el sistema de salud para manejar el gran ascenso en el volumen de pacientes. Se han adoptado medidas en todos los hospitales con el fin de dotarse de la capacidad adecuada para hacer frente a las emergencias. Las tecnologías sanitarias digitales van en aumento, mejorando la atención al paciente. El contagio ha creado conciencia entre la población sobre la necesidad de una higiene adecuada. En casi todos los rincones del mundo las personas han asumido el hábito de usar mascarillas y lavarse las manos con frecuencia. La protección de la salud se ha convertido en la principal preocupación de todos.

Quizá la lección más vital que el COVID-19 nos ha enseñado es la necesidad de proteger a los seres queridos de las incertidumbres de la vida. La pandemia ha demostrado que, independientemente de los antecedentes socioeconómicos y la edad, las eventualidades pueden ocurrir en cualquier momento. Nadie podía predecir semejante caos, pero ahora somos más conscientes de la importancia de protegerse contra riesgos imprevistos.

ANSIEDAD: FACTORES Y VÍAS DE SUPERACIÓN

r al cine, cenar en un restaurante con amigos o familiares, ir a discotecas o tener la vida social activa que teníamos antes del COVID-19, de momento, no es posible. Muchas personas han experimentado una fobia al virus y son, por ejemplo, incapaces de utilizar el transporte público o se han vuelto obsesivas por la limpieza de las manos, los utensilios, los cubiertos, los vasos, etc.

En general, todos nos hemos vuelto un poco más cautelosos, en algunos casos nos hemos podido volver un poco más ansiosos durante esta crisis sanitaria, pero para muchos la pandemia ha provocado o amplificado problemas de salud mental más graves. Y cada vez existe una mayor preocupación de que estos trastornos puedan persistir a largo plazo a modo de secuelas del coronavirus y quizá con más gravedad que las secuelas físicas.

Para un desafortunado grupo de personas, quizá entre un 10% y un 15%, la vida tardará bastante en volver a la normalidad debido al impacto de la pandemia en su bienestar mental. Una minoría significativa se verá afectada por la ansiedad a largo plazo. Es probable que el impacto de la pandemia en la salud mental dure mucho más que el impacto en la salud física, por lo que debemos prestar atención y dedicar recursos a esta parcela sanitaria.

Una de las principales razones por las que existe esta preocupación por el impacto potencial a largo plazo es la información existente de pandemias y emergencias anteriores. El brote mundial en 2003 del síndrome respiratorio agudo grave (SARS por sus siglas en inglés: *Severe Acute Respiratory Syndrome*) se asoció con un aumento del 30 % en los suicidios de personas mayores de 65 años en las zonas más afectadas.

Algunas personas afectadas por la devastación del huracán Katrina en el sur de los Estados Unidos aún experimentaban problemas de salud mental cinco años después, según muestran ciertas investigaciones.

Muchos de los problemas que afligen a las personas en situaciones de epidemias tienen su origen en el miedo en sus múltiples expresiones. Los estudios realizados han identificado que hasta más del 80 % de las personas, en circunstancias de cercanía evidente al peligro, expresan manifestaciones sintomáticas de angustia e incluso pánico.

1. ¿QUÉ DEBEMOS TENER EN CUENTA?

Ante un número tan abrumador de casos de personas sufriendo situaciones de ansiedad, es importante determinar que esa expresión emocional no se convierta en algo crónico. Para ello, debemos **prestar mucha atención a lo siguiente:**

- Duración y prolongación en el tiempo.
- Intensidad del sufrimiento.
- Otras complicaciones asociadas, por ejemplo, conductas suicidas.
- Desorganización en el funcionamiento habitual y cotidiano.

En otras situaciones de emergencia como la que hemos vivido y estamos viviendo durante esta epidemia, también se ha observado, ocasionalmente, el incremento de las conductas violentas y patrones de sufrimiento prolongado que se manifiestan como tristeza o miedo generalizado en la población. El problema surge cuando estos síntomas con frecuencia adquieren un carácter severo y de larga duración y es lo que debemos de tratar de evitar con todo nuestro empeño, porque entonces es ansiedad.

Una situación de este nivel implica que las personas progresivamente tengamos que asimilar lo que está sucediendo, entenderlo, superarlo y reconstruir nuestras vidas cuando sea necesario.

La complicación surge cuando las personas no evolucionamos de forma natural y transformamos nuestros miedos y angustias en algo patológico que conduce, por lo general, a un trastorno depresivo.

El modo de afrontar una crisis como la actual y procesarla adecuadamente está en relación con los **siguientes factores:**

- La personalidad y carácter de la persona.
- La situación socioeconómica propia y de su entorno.
- La red de apoyo social (familia y amigos).
- Los mecanismos de afrontación.
- La relaciones con personas afectadas o que hayan fallecido.
- Las circunstancias en que ocurrieron los hechos.

Adicionalmente, muchos pacientes que contrajeron el virus, ya sea de forma leve o grave, mantienen que no pueden respirar bien después de recuperarse de la infección, otros aseguran que no pueden pensar con claridad; incluso personas que no estuvieron lo suficientemente enfermas como para ser ingresadas en un hospital y no necesitaron Unidades de Cuidados Intensivos (UCI) ni respiradores son incapaces de seguir con sus vidas, están abatidas por la depresión, la ansiedad o el trastorno de estrés postraumático.

Hasta uno de cada tres pacientes que se recuperan de COVID-19 pueden experimentar **secuelas** neurológicas o psicológicas, lo que refleja un consenso creciente de que la enfermedad puede tener un impacto duradero en el cerebro. Estos problemas neuropsicológicos van desde dolor de cabeza, mareos y pérdida persistente del olfato o del gusto, hasta trastornos del estado de ánimo y deterioro cognitivo más profundo.

Nadie puede decirles a los pacientes con complicaciones neurológicas cuándo o cómo mejorarán, ya que los médicos y científicos aún están esforzándose por aprender sobre este virus cada día que pasa. Las guías son la experiencia en el tratamiento de otros virus y los escasos resultados de las autopsias cerebrales y las entrevistas con pacientes.

Algunos estudios concluyen que alrededor del 30% de las personas que contrajeron el virus padece manifestaciones clínicas, como ansiedad o depresión, pero también síntomas inespecíficos que incluyen fatiga, sueño y anomalías en la vigilia, una sensación general de no estar en el mejor momento, de no haberse recuperado completamente en términos de las habilidades de desempeño académico, ocupacional y potencialmente físico.

Durante esta época de crisis, hemos tenido que gestionar dos cosas simultáneamente: adoptar precauciones para no contraer el virus y protegernos, a la vez, de la ansiedad. Si la ansiedad, el miedo y la preocupación resultan abrumadores e insuperables para uno mismo, se pueden poner en práctica distintas estrategias que nos puedan ayudar a mejorar.

Por ejemplo, el **distanciamiento de los medios** televisivos o escritos. Para detener la propagación del COVID-19, hemos tenido que practicar el distanciamiento social. Pero para detener la propagación de la ansiedad, podemos llegar a necesitar distanciarnos de los medios de comunicación. Toda ansiedad proviene de la incertidumbre y una imaginación activa que produce pensamientos catastróficos. Los medios de comunicación, en ocasiones, pueden llegar a ser los impulsores de esos pensamientos, especialmente en situaciones de crisis como la actual, donde el alarmismo, el amarillismo y la especulación (en tantos casos absolutamente infundada) se abren camino en titulares de prensa y debates o tertulias televisivas.

Tenemos que actuar. Si nos preocupa contraer el virus o tener dificultades económicas, cuanto más se concentre nuestra mente en los peores escenarios, más ansiedad sentiremos. No se puede evitar que los pensamientos entren en la mente, pero se puede elegir el adoptar medidas para resolver los problemas y gestionar estos pensamientos. Hay una gran diferencia entre preocuparse en exceso y resolver los problemas que a uno le atañen. Cuando la mente intente provocar preocupación, es necesario desviar la atención y concentrarse en otros temas.

En su lugar, hemos de buscar medidas creativas para superar las crisis de angustia. Gran parte de la ansiedad se debe a la falta de confianza en nuestra capacidad para afrontar los desafíos. Tenemos que mantener la mente positiva. Si nuestra preocupación es el miedo a contraer la enfermedad, ahora, con las vacunas, el pronóstico parece mucho más tranquilizador. Además, es importante conservar la perspectiva adecuada para reducir la ansiedad. Sin duda, los síntomas del COVID-19 pueden ser horribles, pero la gran mayoría de las personas infectadas con el virus SARS-CoV-2 tienen síntomas de leves a moderados e incluso muchas de ellas no presentan ningún síntoma (las conocidas como asintomáticas). Pensar que tenemos pocas posibilidades de coger la enfermedad y menos aún de que curse con gravedad, será muy útil.

Por tanto el pensamiento debe ser: las probabilidades actuales parecen buenas. Si nos cuidamos adecuadamente, incluso si nos encontramos en una categoría de mayor riesgo, la posibilidad de muerte por coronavirus sigue siendo baja. Y con menos de 59 años, el riesgo es muy bajo, por lo que deberíamos vivir tranquilos.

Tampoco debemos angustiarnos por los síntomas físicos: si tosemos, no significa necesariamente que tengamos COVID-19. Lo mismo ocurre con otras personas que tosen a nuestro alrededor. Las alergias, la bronquitis, el goteo posnasal y el resfriado son más comunes y, por tanto, la explicación más probable a esa tos. Hay que aceptar la incertidumbre como lo hacemos en otras áreas de la vida y asumir lo que es más probable. No debemos dejarnos llevar por el miedo y analizar constantemente nuestro cuerpo en busca de síntomas porque este comportamiento refuerza las preocupaciones y aumentará la ansiedad.

Por otra parte, debemos concentrarnos en ser productivos y en desarrollar nuevas formas de disfrutar la vida. Aunque no tenemos control sobre la crisis nacional y mucho menos la internacional, debemos centrarnos en lo que sí tenemos bajo cierto control, que es nuestra respuesta a la actual crisis y tratar de no caer en un estado emocional caracterizado por sentimientos de tensión o pensamientos de preocupación en absoluto placenteros, que nos provocan sensaciones de nerviosismo y desasosiego.

2. ¿QUÉ ES REALMENTE LA ANSIEDAD?

La ansiedad se caracteriza por una angustia infundada y poco realista. Conlleva, además, algunos síntomas físicos, como dificultad respiratoria, aumento de la presión arterial, sudoración, arritmia, vértigo, debilidad y sensación de irrealidad.

Las personas con trastornos de ansiedad suelen tener también pensamientos o preocupaciones intrusivas recurrentes.

La ansiedad y el miedo son emociones que todos podemos experimentar en algún momento. De hecho, el miedo es una de las seis emociones básicas y está considerado fundamental para la supervivencia, por lo que debemos saber diferenciar miedo y ansiedad.

El miedo surge en el mismo momento en el que nos enfrentamos a una situación de peligro, mientras que la ansiedad surge cuando recreamos ese miedo, tras desaparecer la amenaza o incluso sin ninguna causa.

El miedo es una parte útil y normal de nuestro comportamiento. Si en algunas ocasiones no tuviéramos miedo, nos veríamos envueltos en ciertos accidentes no deseados. Las respuestas de miedo más graves a veces se denominan respuestas de lucha o huida, ya que implican una serie de reacciones que ocurren automáticamente en nuestro cuerpo, como frecuencia cardíaca elevada, respiración más rápida, sudoración, desviación de sangre del sistema digestivo, que nos provoca la sensación de mariposas, y estrechamiento de la atención. Estas pueden parecer bastante extrañas o aterradoras, pero todas cumplen una función y brindan lo que podría ser una ventaja para salvar vidas si nos enfrentamos a un peligro físico, como un animal salvaje, un accidente peligroso inminente o una potencial agresión por parte de otra persona.

Sin embargo, muchas de las situaciones que desencadenan esta respuesta en la vida cotidiana no son peligros físicos inmediatos. El miedo se activa muy rápidamente, pero tarda mucho más en restablecerse. Si nos enfrentamos a una situación aterradora, por ejemplo, vamos caminando por una playa y un perro enorme, de repente, aparece ladrando y mostrando sus dientes, no habrá que esperar mucho para que la respuesta de miedo aparezca. Una parte del cerebro se activa antes que nuestros pensamientos conscientes, antes de que podamos siquiera sopesar el peligro que supone realmente. Pero cuando el miedo actúa, si volvemos a pasear por esa playa posteriormente, al día siguiente o incluso una semana más tarde, es casi seguro que experimentemos algo de la misma ansiedad que sentimos previamente, incluso aunque el perro no esté allí, porque la mente ya ha interiorizado esa asociación de ideas en ese entorno y con ese posible peligro.

Dado que los síntomas físicos de la ansiedad son tan notorios, muchas personas que la sufren piensan que tienen otro tipo de problema de salud y no un trastorno mental. Los **principales síntomas** son:

- Sensación de nerviosismo, agitación o tensión.
- Sensación de peligro inminente, pánico o catástrofe.
- Aumento del ritmo cardíaco.
- Respiración acelerada (hiperventilación).
- Sensación de debilidad o cansancio.
- Problemas para concentrarse o para pensar en otra cosa que no sea la preocupación actual.
- Dificultades para conciliar el sueño.
- Trastornos gastrointestinales (GI).
- Dificultades para controlar las preocupaciones.
- Necesidad de evitar las situaciones que generan ansiedad.
- Sudoración.
- Temblores.

3. TIPOS DE ANSIEDAD

El trastorno de ansiedad generalizada es aquel que se caracteriza por una ansiedad y una preocupación persistentes y excesivas por actividades o eventos, incluso por asuntos comunes de las rutinas diarias. La preocupación resultante es desproporcionada con respecto a la situación real que la provoca, es difícil de controlar y afecta incluso a la forma en que nos sentimos físicamente. A menudo sucede de forma conjunta con otros trastornos de ansiedad o cursa con la depresión. Otros trastornos de ansiedad son los siguientes:

- **El trastorno de pánico,** que implica episodios repetidos de sensaciones repentinas de ansiedad y miedo o terror intensos que alcanzan un nivel máximo en algún momento (ataques de pánico). Se puede tener la sensación de una catástrofe inminente, dificultad para respirar, dolor en el pecho o latidos rápidos, fuertes o como aleteos (palpitaciones cardíacas). Estos ataques de pánico pueden provocar que a la persona le preocupe que sucedan de nuevo o que evite situaciones en las que han sucedido, condicionando así su día a día.

- **La agorafobia,** que es un tipo de trastorno de ansiedad muy conocido en el que tendemos a temer nuestra presencia en lugares de dimensiones reducidas, particularmente estrechos o bajos y situaciones que pueden causarnos pánico o hacer a uno sentirse atrapado, indefenso o avergonzado y a menudo sentir la necesidad de intentar evitarlos.

- **El trastorno de ansiedad debido a una enfermedad,** que incluye síntomas de ansiedad o pánico intensos directamente causados por un problema de salud físico, desde sus efectos y síntomas hasta los efectos secundarios de la medicación pertinente.

- **El trastorno de ansiedad por separación,** un trastorno típico de la niñez que se caracteriza por una ansiedad que es excesiva para el nivel de desarrollo del niño y que se relaciona con la separación de los padres u otras personas que cumplen una función paternal.

- **El trastorno de ansiedad social (fobia social)** implica altos niveles de ansiedad, miedo o rechazo a situaciones sociales debido a sentimientos de vergüenza, inseguridad y preocupación por ser juzgado o percibido de manera negativa por otras personas.

- **Las fobias específicas**, que se caracterizan por una notable ansiedad cuando la persona se ve expuesta a un objeto o situación específicos y un deseo por evitarlos. En algunas personas, las fobias provocan ataques de pánico.

- **El trastorno de ansiedad inducido por sustancias,** que se caracteriza por síntomas de ansiedad o pánico intensos, resultado directo del uso indebido de drogas, como consumir medicamentos de manera exagerada y no recomendada por un profesional, estar expuesto a una sustancia tóxica o tener abstinencia a causa de las drogas.

- **Otro trastorno de ansiedad específico y no específico,** un término para la ansiedad y las fobias que no cumplen con los criterios exactos para algún otro trastorno de ansiedad, pero que son lo suficientemente relevantes como para ser alarmantes y perturbadoras.

- **El mutismo selectivo,** que es una incapacidad constante que tienen los niños para hablar en ciertas situaciones, como en la escuela, incluso cuando pueden hablar en otras situaciones, como en el hogar o con miembros cercanos de la familia. Esto puede afectar al desempeño escolar, al proceso de socialización y habilidades sociales, y a otros aspectos de nuestras vidas. La fama de este trastorno se ha visto aumentada en los últimos años tras el conocimiento de su diagnóstico a Greta Thunberg, la mediática activista adolescente por el medioambiente, quien padece de mutismo selectivo.

Además debemos saber que existen asimismo ciertos **factores** que pueden incrementar el riesgo de padecer uno de los trastornos de ansiedad que hemos mencionado en el capítulo anterior:

- **Los traumas.** Los niños que soportaron maltratos o traumas o que presenciaron eventos traumáticos tienen mayor riesgo de manifestar un trastorno de ansiedad en algún momento de sus vidas. Los adultos que atraviesan un evento traumático también pueden manifestar trastornos de ansiedad.

- **El estrés debido a una enfermedad.** Tener un problema de salud o una enfermedad grave puede causar gran preocupación acerca de cuestiones como el tratamiento y el futuro de la persona afectada y su entorno.

- **La acumulación de estrés.** Un evento importante o una acumulación de situaciones estresantes más pequeñas de la vida pueden provocar ansiedad excesiva. Por ejemplo, la muerte de algún familiar, estrés en el trabajo o preocupaciones continuas por la situación financiera.

• **La personalidad.** Las personas con determinados tipos de personalidad y carácter son más propensas a sufrir trastornos de ansiedad que otras, con rasgos desde la preocupación excesiva a la beligerancia.

• **Sufrir otros trastornos mentales.** Las personas que padecen otros trastornos mentales, como depresión, a menudo también padecen un trastorno de ansiedad.

• **Tener familiares consanguíneos que padecen un trastorno de ansiedad.** Los trastornos de ansiedad pueden ser hereditarios.

• **Consumir drogas o alcohol en exceso.** El consumo o el uso indebido y la abstinencia de drogas o alcohol pueden provocar o empeorar la ansiedad.

También los pensamientos no deseados pueden hacer que nos sintamos ansiosos o deprimidos e impedirnos disfrutar de la vida.

4. TÉCNICAS PARA COMBATIR LA ANSIEDAD

LA PARADA DE PENSAMIENTO
Existe una técnica llamada **parada de pensamiento** que puede ayudarnos a detener estos pensamientos indeseados.

Lo que pensamos claramente afecta a cómo nos sentimos. Dejar a un lado los pensamientos negativos nos ayuda a cambiar la forma de pensar y a sentirnos mejor. También a resolver los problemas de una manera más eficiente y objetiva, dejando de lado los pensamientos que lastran y postergan nuestra toma de decisiones.

Por supuesto no es fácil y llevará algún tiempo. Necesitaremos practicar la parada de pensamiento todos los días, pero después de un tiempo podremos evitar pensamientos no deseados de forma inmediata.

Para detener los pensamientos, en primer lugar hay que concentrarse en el pensamiento y luego decirnos «¡BASTA!» para terminar con él. De este modo, con el tiempo, aprenderemos a decirlo mentalmente para poder usar esta técnica en cualquier lugar.

Para empezar, tenemos que enumerar nuestros pensamientos más estresantes, aquellos que nos distraen de las actividades diarias y que nos hacen preocuparnos indebidamente y en exceso. Los pensamientos que queremos dejar de tener, pero inevitablemente siguen surgiendo cada día. Primero hay que anotar estos pensamientos perturbadores, luego los ordenaremos según su capacidad de estresarnos, y después empezaremos a practicar la parada de pensamiento con el menos estresante. A continuación, se muestra un ejemplo de una lista, comenzando por el menos estresante:

«Estoy tan nervioso por la cita del martes que no puedo dejar de pensar en ello».

«La empresa no va bien y pienso que alguno de los trabajadores podríamos ser despedidos».

«Siempre me angustia que le pueda pasar algo malo a mi hijo; incluso cuando está jugando tranquilamente en su habitación, pienso en posibles accidentes».

Ahora, debemos imaginar el pensamiento estando sentados o tumbados en un lugar privado para poder decir en voz alta «¡BASTA!» sin sentirnos cohibidos o avergonzados. Tenemos que cerrar los ojos e imaginar una situación en la que podríamos tener este pensamiento estresante. Luego debemos concentrarnos en el pensamiento para detenerlo.

Podemos probar una de estas dos técnicas:

• Configuramos una alarma en el móvil o un despertador para que suene en tres minutos. Luego, nos concentramos en el pensamiento no deseado. Cuando suene la alarma, gritamos «¡BASTA!» se puede uno levantar al decirlo para enfatizar. Algunas personas chasquean los dedos o aplauden. Estas acciones y decir «¡BASTA!» son suficientes para dejar de pensar. Tenemos que vaciar la mente y tratar de mantenerla vacía durante unos 30 segundos. Si el pensamiento perturbador vuelve durante ese tiempo, gritamos «¡BASTA!» de nuevo.

- Otra opción distinta a la de la alarma puede ser grabarse gritando «¡BASTA!» a intervalos de tres minutos. Hacemos el ejercicio para detener el pensamiento. Nos concentramos en el pensamiento no deseado y luego dejamos de pensar en ello cuando escuchamos nuestra voz grabada diciendo «¡BASTA!».

Practicaremos los pasos hasta que el pensamiento desaparezca cuando nosotros se lo ordenemos. Luego intentaremos el proceso nuevamente. Esta vez, interrumpiremos el pensamiento diciendo la palabra «¡BASTA!» con menos volumen, casi con nuestra voz normal.

Una vez que con nuestra voz normal podemos detener el pensamiento, intentaremos susurrar «¡BASTA!». Con el tiempo, podemos imaginar la palabra «¡BASTA!» dentro de nuestra mente. En este punto, podemos llegar a detener el pensamiento cuando y donde deseemos hacerlo.

Elegimos otro pensamiento que nos perturbe más que el anterior y podemos probar otras formas de detenerlo. Cerramos los ojos y respiramos profundamente. Creamos una imagen en la mente de una gran señal de STOP de color rojo brillante. Las letras del letrero son grandes y blancas. Imaginamos los coches deteniéndose en el letrero, esperando pacientemente hasta que sea su turno de marcharse. Esperamos nuestro turno, luego respiramos hondo y continuamos por la carretera. Probablemente ya no seguimos pensando en ese pensamiento no deseado, pero esto requerirá práctica; no funciona desde el primer momento, pero acaba actuando con importantes resultados, y nuestro cerebro, al final, lo hará por sí solo.

Después de detener un pensamiento, podemos incluir un pensamiento o imagen más agradable que nos haga sentir más tranquilos. Este pensamiento o imagen no debe estar relacionado con el pensamiento no deseado. Por ejemplo, podemos pensar en jugar con nuestros hijos, en salir con amigos o imaginarnos tumbados en una playa caribeña. En definitiva, cualquier imagen de nuestro propio imaginario que nos aporte confort, calma y seguridad.

Las preocupaciones, las dudas y las ansiedades son una parte normal de la vida. Es natural preocuparse por una factura impagada, una entrevista de trabajo o una primera cita. El problema surge cuando la preocupación normal se vuelve excesiva y acaba siendo persistente e incontrolable. Nos preocupamos todos los días por un futuro incierto, nos situamos en los peores escenarios, no podemos sacar de la cabeza los pensamientos que nos provocan ansiedad, y esto, por supuesto, puede acabar interfiriendo en la vida diaria muy negativamente.

La preocupación constante y los pensamientos negativos afectan a la salud física y emocional. Pueden minar nuestra salud mental, hacer que nos sintamos inquietos y nerviosos, causar insomnio, dolores de cabeza, problemas estomacales, tensión muscular, y dificultar la concentración en el trabajo o en los estudios. La preocupación crónica también puede ser un síntoma importante del trastorno de ansiedad generalizada (TAG), un trastorno de ansiedad común que implica tensión, nerviosismo y una sensación general de malestar que influye en toda nuestra vida.

Si tenemos preocupaciones y tensiones exageradas, podemos conseguir apagar esos pensamientos ansiosos. La preocupación crónica es un hábito mental que se puede romper. Podemos entrenar nuestro cerebro para mantener la calma y ver la vida desde una perspectiva más equilibrada y menos temerosa.

ESTABLECER EL MOMENTO DE PREOCUPACIÓN

Es difícil ser productivo en las actividades diarias cuando la ansiedad y la preocupación dominan nuestros pensamientos y nos distraen del trabajo, de los estudios o la vida social o familiar. Existe otra estrategia, que consiste en **posponer las preocupaciones** y que en muchas ocasiones es de gran ayuda. En lugar de tratar de detener o deshacerse de un pensamiento ansioso, nos permitimos tenerlo, pero lo aplazamos para más tarde. Este método consiste en anotar las preocupaciones que durante el día nos vienen a la cabeza, cualquier pensamiento ansioso o angustioso, para pensar en ello más tarde, así que no tenemos que preocuparnos por eso ahora. Además, escribir nuestros pensamientos, en una libreta, en las notas de nuestro teléfono o en el ordenador, es un trabajo mucho más difícil que simplemente tenerlos en mente, por lo que es probable que nuestras preocupaciones pierdan fuerza con este método.

Luego, debemos repasar la lista de preocupaciones durante nuestro **momento de preocupación,** y si los pensamientos que anotamos todavía nos molestan, nos permitiremos preocuparnos por ellos, pero solo durante el tiempo específico que hayamos fijado anteriormente para ello. Al examinar nuestras preocupaciones de esta manera, a menudo nos resultará más fácil desarrollar una perspectiva más equilibrada. Y si nuestras preocupaciones ya no parecen tan importantes, simplemente acortamos el momento de preocupación y disfrutamos del resto del día.

Si sufrimos de ansiedad y preocupación crónica, es probable que veamos el mundo de una manera mucho más amenazante y temerosa de lo que realmente es. Por ejemplo, podemos sobrestimar la posibilidad de que las cosas salgan mal, saltar inmediatamente a los peores escenarios o tratar cada pensamiento ansioso como si fuera un hecho.

También puede que desacreditemos nuestra propia capacidad para manejar los problemas de la vida, asumiendo que nos derrumbaremos a la primera señal de dificultad. Estos tipos de pensamientos, conocidos como **distorsiones cognitivas,** suelen conllevar, por ejemplo, a pensar en todo o nada, mirar las cosas en categorías de blanco o negro, sin término medio. Si todo no me sale perfecto es porque soy un fracaso total. Esto tiene, evidentemente, relación con nuestra manera de afrontar esta (y otras) crisis, de valorar sus posibles consecuencias en nuestras vidas.

Tendemos a la **sobregeneralización** de una experiencia negativa, pensando que se va a mantener y va a perdurar para siempre. Cuántas veces hemos oído afirmaciones como «he terminado una relación sentimental y nunca conseguiré encontrar una persona con la que compartir mi vida». Con esa manera de pensar nos estamos centrando en los aspectos negativos y olvidamos los positivos, pensamos en lo único que salió mal en lugar de todas las cosas que salieron bien. Por ejemplo, «me equivoqué en la última pregunta del examen, soy un idiota». Tendemos incluso a inventar razones por las que los hechos positivos no cuentan, por ejemplo: «Lo hice bien en la entrevista de trabajo, pero eso fue pura suerte».

Hacemos asimismo interpretaciones negativas sin evidencias reales. Actuamos constantemente como si pudiéramos **leer la mente** de los que nos rodean:

«A esa persona no le caigo bien» o «esta otra persona me odia». O aún peor, nos conducimos como adivinos: «Presiento que me va a pasar algo terrible». Es decir, asumimos como absoluto que sucederá el peor de los casos posibles. Tendemos a creer que la forma en que nos sentimos refleja la realidad, y en ocasiones nos sentimos inútiles y hasta pensamos que todo el mundo se está riendo de nosotros.

A veces nos aferramos a una lista demasiado estricta de lo que debemos y no debemos hacer y nos castigamos a nosotros mismos cuando rompemos alguna de las reglas. ¿Cuántas veces hemos pensado que nunca debimos haber intentado iniciar una conversación con esa chica o ese chico? «Es que soy un idiota», concluimos. Nos etiquetamos permanentemente a nosotros mismos, en función de los errores, los fallos y las deficiencias que percibimos en nuestro comportamiento y acciones.

También, a menudo, asumimos la responsabilidad de situaciones y realidades que están fuera de nuestro control: «Por mi culpa mi hermana ha tenido un accidente. Debí haberle advertido que condujera con mucho más cuidado bajo la lluvia».

Tenemos que desafiar a todos estos pensamientos durante nuestro momento de preocupación, y para lograrlo, nos hacemos a nosotros mismos preguntas de este tipo:

- ¿Cuál es la evidencia que tengo de que ese pensamiento es cierto? ¿Es o no es cierto?

- ¿Existe una forma más positiva y realista de ver la situación?

- ¿Cuál es la probabilidad de que suceda realmente lo que más me asusta? Si la probabilidad es baja, ¿cuáles son los resultados más probables?

- ¿Es útil este pensamiento? ¿Cómo me ayudará preocuparme por eso? ¿Me hará daño?

- ¿Qué le diría a un amigo que tuviera esta misma preocupación?

CLASIFICAR LAS PREOCUPACIONES

Es básico **distinguir entre preocupaciones solucionables e irresolubles.** Mientras estamos preocupados, temporalmente nos sentimos menos ansiosos. Repasar el problema en nuestra cabeza nos distrae de otras emociones y nos hace sentir que estamos logrando algo. Pero preocuparse y resolver problemas son dos cosas muy diferentes.

La resolución de problemas implica evaluar una situación, dar pasos concretos para abordarla y luego poner en marcha un plan en acción. Preocuparse, por otro lado, rara vez conduce a soluciones. No importa cuánto tiempo dediquemos a pensar en los peores escenarios, no estaremos más preparados para lidiar con ellos si realmente llegan a suceder.

Las preocupaciones productivas y solucionables son aquellas sobre las que se puede actuar de inmediato. Por ejemplo, si estamos preocupados porque la ropa que hemos tendido en el exterior se va a mojar con la tormenta que está a punto de comenzar, la solución evidente y productiva es recoger la ropa.

Las preocupaciones improductivas e irresolubles son aquellas para las que no existe una acción resolutiva e inmediata: «¿Qué pasa si tengo cáncer algún día?» o «¿qué pasa si mi hijo tiene un accidente?».

Si la preocupación tiene solución, podemos empezar por hacer *brainstorming* o, como se conoce en español, una **lluvia de ideas,** es decir, una lista de todas las posibles soluciones que se nos ocurran. Eso sí, debemos tratar de no obsesionarnos demasiado por encontrar la solución perfecta. Tenemos que concentrarnos en las cosas sobre las que tenemos el poder de cambiar, y no en las circunstancias o realidades que escapan a nuestro control y rango de actuación. Una vez que hayamos evaluado nuestras opciones, pasaremos a trazar nuestro plan de acción. Y cuando dispongamos de un plan y comencemos a hacer algo sobre el problema, sin duda nos sentiremos mucho mejor, mucho menos ansiosos, y aún mejor cuando el problema quede resuelto.

Si la preocupación no tiene solución, inmediata o no, tenemos que aceptar la incertidumbre. Si tenemos ansiedad crónica, la gran mayoría de nuestros pensamientos ansiosos probablemente pertenezcan a esta categoría. Preocuparse es, a menudo, una forma de intentar predecir lo que nos depara el futuro, una forma de evitar sorpresas desagradables y controlar el resultado. El problema es que no funciona. Pensar en todas las cosas que podrían salir mal no hace que la vida sea más predecible. Centrarnos en los peores escenarios solo nos impide disfrutar de las cosas buenas que tiene el presente. Para dejar de preocuparse, hay que abordar los pensamientos por certeza y por sus respuestas inmediatas.

Si nos preocupamos excesivamente, puede parecer que los pensamientos negativos están corriendo por nuestra cabeza y se repiten una y otra vez. Podemos sentir que estamos fuera de control, perdiendo la cordura o que está a punto de caernos encima todo el peso de la ansiedad. Pero hay pasos que podemos comenzar a dar ahora mismo para interrumpir todos esos pensamientos ansiosos y darnos un descanso de esa preocupación implacable e inapelable que no nos permite ser felices ni funcionar más despreocupados en nuestro día a día.

Tenemos que levantarnos y movernos. El **ejercicio** es un tratamiento contra la ansiedad, natural, recomendado y eficaz, porque libera endorfinas que alivian toda la tensión y el estrés, aumentan la energía y mejoran la sensación de bienestar. Aún más importante, si nos concentramos realmente en cómo se siente nuestro cuerpo mientras nos movemos, podemos interrumpir el flujo constante de preocupaciones que corren por nuestra cabeza. Prestar atención a la sensación de nuestros pies golpeando el suelo mientras caminamos, corremos o bailamos, al ritmo de nuestra respiración o a la sensación del sol o el viento en nuestra cara ayuda a liberar tensiones enormemente.

LA MEDITACIÓN
La **meditación** también funciona. Cambiamos el enfoque: en lugar de preocuparnos por el futuro o pensar en el pasado, nos dedicamos al presente, a lo que nos está sucediendo en este mismo momento. Al estar completamente involucrados en el momento presente, es posible interrumpir el ciclo interminable de pensamientos negativos y preocupaciones. Y no es necesario sentarse con las piernas cruzadas, encender velas o incienso, o cantar. Simplemente buscamos, si podemos, un lugar tranquilo y cómodo, y si nos apetece, podemos, además,

elegir una de las muchas aplicaciones para teléfonos que nos pueden guiar para llevar a cabo el proceso de meditación.

Es bueno practicar **la relajación muscular progresiva.** Esto puede ayudarnos a romper el ciclo interminable de preocupaciones al enfocar la mente en el cuerpo en lugar de fijarla en nuestros pensamientos. Al tensar y luego liberar alternativamente diferentes grupos de músculos del cuerpo liberamos la tensión muscular acumulada en nuestro cuerpo. Y a medida que el cuerpo se relaja, la mente lo seguirá.

LA RESPIRACIÓN PROFUNDA

La respiración profunda también nos puede ayudar. Cuando nos preocupamos y comenzamos a sentirnos agobiados y comenzamos también a respirar más rápido, lo que a menudo generamos es más ansiedad. Pero al practicar **ejercicios de respiración profunda** podemos calmar la mente y acallar los pensamientos negativos que nos invaden y que nos limitan.

Si bien las técnicas de relajación anteriores pueden proporcionarnos un respiro inmediato de la preocupación y la ansiedad, practicarlas con regularidad también puede cambiar nuestro cerebro de una manera positiva e importante. La investigación neurológica ha demostrado que la meditación regular, por ejemplo, puede impulsar la actividad en el lado izquierdo de la corteza prefrontal, que es el área del cerebro asociada a la presencia de los sentimientos de serenidad y alegría, por tanto cuanto más la practiquemos, mayor será el alivio de la ansiedad que experimentamos y comenzaremos a sentir control sobre nuestros pensamientos y preocupaciones que nos generan ansiedad y de los que queremos escapar.

HABLAR CON OTRAS PERSONAS SOBRE NUESTRAS PREOCUPACIONES

Puede parecer una solución algo simple y poco formal, pero hablar cara a cara con alguien de confianza, con alguien que nos escuche sin juzgar ni criticar, que nos atienda en profundidad sin distraerse ni distrayéndonos con interrupciones continuamente, es una de las formas más efectivas de calmar el sistema nervioso y la ansiedad difusa. Cuando nuestras preocupaciones comienzan a girar en espiral, hablar de ellas puede hacer que parezcan mucho menos amenazantes y llegar a aliviarnos al **sentirnos comprendidos** por otros. Y tal vez acabemos descubriendo que nuestras preocupaciones son compartidas por nuestro entorno.

Mantener las preocupaciones para nosotros solos da lugar a que se acumulen hasta que se nos vuelvan abrumadoras. Pero decirlas en voz alta a menudo puede ayudarnos a entender lo que sentimos y a poner las cosas en perspectiva. Si nuestros miedos son injustificados, verbalizarlos puede mostrarlos como realmente son: preocupaciones innecesarias e infundadas. Y si nuestros miedos están justificados y fundamentados, compartirlos con otra persona puede producir soluciones en las que quizá no hayamos pensado por nosotros mismos.

CONSTRUIRNOS UN SISTEMA DE APOYO

Ha de ser un sistema sólido entre nuestra pareja, amigos, familiares, nuestros hijos si ya tienen una edad adecuada o demuestran esa capacidad, etc. Los seres humanos **somos criaturas sociales** y no estamos destinados a vivir aislados, y un sistema de apoyo sólido no significa necesariamente una amplia red de amigos. Un sistema bueno de apoyo puede estar formado por una sola persona en la que podemos confiar y a la que le podemos contar nuestras preocupaciones. Pero sería erróneo asumir que su apoyo y escucha nos proporcionará soluciones directas a nuestros problemas.

Tampoco tenemos que cargar sobre nuestro interlocutor nuestra vida emocional de manera que generemos una **relación de dependencia** por nuestra parte y de abuso hacia la otra persona implicada. Y si sentimos que no tenemos a nadie en quien confiar, nunca es demasiado tarde para entablar nuevas amistades o para visitar a un **terapeuta** que nos pueda guiar al menos para dar los primeros pasos.

EVITAR A LA PERSONA O PERSONAS QUE NOS HACEN SENTIR PEOR

Es evidente que hay personas que por alguna razón nos hacen sentir peor cuando tenemos ansiedad. Por ejemplo, si tenemos algún amigo o familiar que se preocupa de forma crónica, no es la mejor persona a la que llamar cuando nos sentimos mal. Al considerar a quién acudir, debemos pensar si en ocasiones anteriores nos hemos sentido mejor o peor después de hablar con esa persona sobre un problema determinado. Es frecuente escuchar a alguien verbalizar la siguiente idea: «Si tengo un problema y se lo cuento a tal persona, ya tengo dos problemas», haciendo referencia a su problema original y a la preocupación desmedida y exagerada de la otra persona.

LA ATENCIÓN PLENA

La preocupación suele centrarse en el futuro, en lo que podría suceder y en lo que harás al respecto, o en el pasado, repitiendo las cosas que has dicho o hecho. La práctica de la atención plena puede ayudarnos también a liberarnos de las preocupaciones al devolver nuestra **atención al presente.** Esta estrategia se basa en observar las preocupaciones y luego dejarlas ir, ayudándonos a identificar dónde está causando problemas a nuestro pensamiento y a entrar en contacto con nuestras emociones.

Debemos reconocer y aprender a observar las preocupaciones, sin intentar ignorarlas, luchar contra ellas o controlarlas, como haríamos normalmente. Por el contrario, simplemente debemos **observarlas** desde la perspectiva que adoptaría ante ellas un extraño, sin reaccionar ni juzgar. Dejemos ir a nuestras preocupaciones, seamos conscientes de que cuando no intentamos controlar los pensamientos que nos provocan ansiedad logramos que estos cesen antes. Cuando nos involucramos demasiado en nuestras preocupaciones, tendemos a quedarnos estancados.

EN RESUMEN

Mantenerse enfocado en el presente; prestar atención a la forma en que sentimos nuestro cuerpo y las emociones en constante cambio; intentar frenar los pensamientos negativos que fluyen por nuestra mente; las charlas con amigos, y todas estas opciones que hemos ido viendo en este capítulo requieren entrenamiento para cosechar beneficios y también paciencia. Algunas se adaptarán muy bien a nosotros y a nuestro funcionamiento; otras, sin embargo, por alguna razón, no tendrán ningún efecto positivo.

Lo más frecuente es que lo que nos funcione mejor sea la combinación de varias de ellas. En realidad, debemos optar por las que mejor nos hagan sentir, las cuales también darán mejores resultados. Y repetirlas cada día, o al menos cada día que la ansiedad nos sobrevenga. Al principio, probablemente encontraremos que nuestra mente sigue volviendo a las preocupaciones una y otra vez, pero no debemos frustrarnos. Al fin y al cabo, tenemos que seguir reforzando este nuevo hábito mental que, con toda seguridad, acabará liberándonos del ciclo de preocupación negativa en el que hemos estado sumidos.

DEPRESIÓN: SÍNTOMAS, ALTERACIONES Y TERAPIAS

Desde la aparición del coronavirus, el mundo entero ha estado sumido en un estado cercano al caos. Muchos países optaron por la estrategia de aislamiento, con la cuarentena, que demostró ser una forma útil para controlar la transmisión y la rápida propagación de la enfermedad.

Como resultado, la gente permaneció en sus hogares y redujo o interrumpió sus actividades diarias al aire libre y sus actividades económicas. Se produjo, además, el cierre de colegios e institutos educativos, que es una fuente de socialización donde muchos estudiantes se desahogan de sus problemas personales y familiares.

Es decir, que durante el confinamiento, pero también durante el tiempo que se prolongaron las medidas de seguridad para prevenir los contagios, nuestra vida social se empobreció de tal modo, que nos produjo problemas mentales.

1. ¿QUÉ ES LA DEPRESIÓN?

Este capítulo se centra en explorar una de las mayores consecuencias de la pandemia, en lo que a problemas de salud mental se refiere: la depresión y sus posibles vías de solución.

La depresión es una enfermedad muy común que afecta negativamente al estado de ánimo, a la forma de sentir, a la forma de pensar y a la forma de actuar. A menudo debilita la voluntad y afecta a la adopción de decisiones.

La depresión causa sentimientos de tristeza y/o pérdida de interés en muchas actividades. Puede provocar una variedad de problemas emocionales y físicos y disminuir la capacidad para funcionar en el trabajo o en el hogar.

2. SÍNTOMAS DE LA DEPRESIÓN

Los síntomas de la depresión pueden variar de leves a graves y pueden incluir estas manifestaciones:

- Tristeza generalizada.
- Pérdida de interés o placer en las actividades.
- Cambios en el apetito: pérdida o aumento de peso no relacionado con la dieta.
- Dificultad para dormir o dormir demasiado.
- Pérdida de energía o mayor aparición de fatiga.
- Aumento de la actividad física sin propósito: incapacidad de parar, caminar de un lado a otro, o movimientos o habla lentos.
- Sentimientos de inutilidad o culpabilidad.
- Dificultad para pensar, concentrarse o adoptar decisiones.
- Pensamientos de muerte, autolesión o suicidio.

Los síntomas deben durar al menos dos semanas y presentar un cambio notorio con respecto al funcionamiento previo para darse un diagnóstico de depresión.

Además, ciertos problemas de tiroides, tumores cerebrales o deficiencias de vitaminas pueden simular los síntomas de la depresión, por lo que es importante descartar causas médicas generales evitando así confusiones y diagnósticos equivocados.

La depresión es tan común en la actualidad que cuando no interfiere excesivamente en las rutinas diarias, se describe como algo «absolutamente normal» por la cantidad de personas que la contraen. Pero realmente no es así, puesto que en ningún caso es un estado saludable que permita una conducta y rendimiento adecuados en las actividades que realizamos en nuestra cotidianidad y fuera de esta, sino más bien todo lo contrario.

El aislamiento continuado, la muerte de un ser querido, la pérdida de un trabajo o el fin de una relación son experiencias difíciles de asumir y es normal que se desarrollen sentimientos de tristeza o dolor ante tales situaciones, pero es importante no confundir ese estado con la depresión.

Aquellos que experimentan una pérdida a menudo describen su situación y estado como «depresión», pero estar triste o vivir un proceso de duelo sano no es lo mismo que padecer una depresión.

El **proceso de dolor o tristeza** es natural y único para cada individuo y comparte algunas características de la depresión. Tanto **el duelo** como la depresión pueden implicar una intensa tristeza y el abandono de las actividades habituales, pero son diferentes en aspectos importantes. En el duelo, los sentimientos dolorosos surgen en oleadas, a menudo entremezclados con recuerdos nostálgicos positivos, los cuales pueden resultar muy reconfortantes. En la **depresión,** el estado de ánimo y el interés disminuyen y empeoran de manera constante. En el duelo, generalmente se mantiene la autoestima, no suele ser la percepción de uno mismo la que sufre, aunque pueda darse el caso. En la depresión, los sentimientos de inutilidad y autodesprecio son comunes. En el duelo, los pensamientos de muerte pueden surgir al pensar o fantasear con «unirse» al ser fallecido. En la depresión, los pensamientos se centran en acabar con la vida por el sentimiento de la propia inutilidad o de no merecer vivir o por no poder hacer frente al dolor de la depresión. El dolor y la depresión pueden coexistir.

3. TIPOS DE DEPRESIÓN
Hay varios tipos de depresión. Los más comunes incluyen los siguientes:

- **Depresión grave o mayor:** síntomas graves que interfieren con la capacidad de trabajar, dormir, concentrarse, comer y disfrutar de la vida. Algunas personas pueden tener un solo episodio en la vida, pero es más común tener varios episodios.

- **Trastorno depresivo persistente o distimia:** síntomas de depresión no tan fuertes como los de la depresión grave, pero que duran mucho tiempo, al menos dos años.

- **Depresión menor:** síntomas que no son tan fuertes como los de la depresión grave o del trastorno depresivo persistente y que no se prolongan mucho en el tiempo.

- También hay que distinguir entre la **depresión exógena,** que surge por causas externas, y la **depresión endógena,** que aparece por causas internas, es decir, por la química de nuestro cerebro.

Para algunas personas, la muerte de un ser querido, perder un trabajo, ser víctima de una agresión física o un desastre como por ejemplo la pandemia puede llevar a la depresión.

En tiempos de COVID, no cabe duda de que la inmensa mayoría de las personas hemos experimentado, por una razón u otra, sentimientos de tristeza y en muchos casos depresión y/o trastornos depresivos. Es importante obtener la ayuda, el apoyo o el tratamiento apropiado y necesario.

Una de las preocupaciones mayores actualmente en todo el mundo es el impacto psicológico que la pandemia tiene o ha tenido en **niños y adolescentes.** La adolescencia es una etapa de desarrollo altamente vulnerable debido a los desafíos y cambios que conlleva este periodo, y la crisis de emergencia sanitaria ha puesto a los adolescentes aún en mayor riesgo de desarrollar posibles problemas de salud mental. Por eso es extremadamente importante que los padres asuman la tarea de estar más pendientes de la evolución de sus hijos en estos momentos.

Los niños y adolescentes se comportan, en parte, según el ambiente en el que viven; es decir, según el comportamiento de los adultos que los rodean. Cuando las personas que están a su cargo manejan las situaciones con la seguridad, la calma y la tranquilidad necesaria, los niños reciben un apoyo de mucha más calidad.

Los padres deben, en la medida de lo posible, estar atentos a los cambios de comportamiento de sus hijos, y tener en cuenta que no todos los niños y adolescentes responden a los problemas y situaciones de adversidad de la misma manera.

4. ALTERACIONES DE LA CONDUCTA QUE DEBEMOS OBSERVAR

Estas son algunas de las alteraciones de la conducta a las que se deben prestar mayor atención:

- Tristeza o preocupación excesiva.
- Cambios importantes en los hábitos de sueño o la alimentación.
- Dolores de cabeza u otras partes del cuerpo sin motivo justificado.
- Bajo rendimiento académico o absentismo escolar.
- Problemas de concentración y/o atención.
- Abandono de actividades practicadas anteriormente.
- Irritabilidad o llanto excesivo en los niños más pequeños.
- Regresión a conductas superadas anteriormente, como problemas de control de esfínteres.
- Consumo imprudente y excesivo de sustancias tóxicas, alcohol o tabaco.
- Irritabilidad exagerada y mal humor en adolescentes.

5. PAUTAS A SEGUIR

Ante cualquiera de estos síntomas, es importante brindar el apoyo y la mayor atención con las siguientes pautas:

- **Hablar** con ellos sobre la pandemia de manera que puedan entender bien lo que está sucediendo y lo que conlleva.

- **Responder** a todas sus dudas y preguntas.

- **Compartir** con ellos las nuevas informaciones que van surgiendo, especialmente las más positivas y esperanzadoras.

- **Tranquilizar** a los hijos haciéndoles ver que están a salvo y que se están adoptando las medidas posibles en casa y fuera de ella para garantizar su seguridad en cuanto a su salud y la de los demás.

- Decirles que está bien si se sienten disgustados. Explicarles cómo controlamos nosotros nuestras situaciones de estrés para que puedan aprender a manejar las situaciones a partir de nuestro **ejemplo.**

- Limitar la **sobreexposición** a la cobertura de noticias falsas sobre el tema, incluidas las vertidas en redes sociales, que es su fuente mayoritaria. Los niños pueden malinterpretar lo que escuchan y pueden asustarse por algo que no entienden, especialmente cuando se trata de alarmantes y exagerados bulos o *fake news*.

- Intentar también mantener las **rutinas.** Si en algún momento se volvieran a cerrar las escuelas, debemos elaborar un cronograma para actividades de estudio y actividades de descanso o entretenimiento.

- Dar ejemplo de una **conducta sana** y madura, haciendo descansos, durmiendo lo mejor posible, haciendo ejercicio y comiendo bien siempre y cuando sea posible.

- Permitirles mantener las conexiones con sus **amigos** dando importancia a cuidar sus relaciones y contactos.

- Y pasar **tiempo** con ellos, realizando actividades que disfruten, como leer juntos, ver la televisión, charlar, jugar a videojuegos, juegos de mesa o cualquier otra cosa que les guste.

6. FACTORES QUE PUEDEN INFLUIR

La depresión puede afectar a cualquier persona, incluso a personas que parecen vivir en circunstancias aparentemente ideales. Son varios los **factores** que pueden influir en la depresión:

- **La bioquímica,** es decir, las sustancias químicas del cerebro, que según su comportamiento o niveles pueden contribuir a los síntomas de cualquier depresión.

- **La genética** es otro de los factores. Se sabe que la predisposición genética a la depresión puede ser hereditaria. Por hacernos a la idea de cuánto, veamos el caso de los hermanos, por ejemplo, si un gemelo tiene depresión, el otro tiene un 70% de probabilidades de sufrirla en algún momento de su vida.

- **La personalidad** también puede influir. Las personas con baja autoestima, que se sienten abrumadas fácilmente por el estrés o que son generalmente pesimistas parecen tener más probabilidades de sufrir depresión.

- **Los factores ambientales,** como, por ejemplo, la exposición continua a la violencia, el abandono, el abuso o la pobreza, contribuyen a que las personas sean más vulnerables a la depresión.

La depresión puede surgir en cualquier momento, pero generalmente aparece por primera vez desde el final de la adolescencia y hasta los 20 años. Algunos estudios señalan que las mujeres tienen más posibilidades que los hombres de sufrir depresión y muestran que un tercio de las mismas experimentarán algún episodio depresivo en su vida. También apuntan a que existe un alto porcentaje de depresión hereditaria, aproximadamente del 40%.

7. DIAGNÓSTICO Y TRATAMIENTO

La finalidad de la psicología es dar o devolver a la persona el **contacto con la realidad.** La depresión es uno de los trastornos mentales más tratables. Entre el 80% y el 90% de las personas con depresión responden bien a su tratamiento. Casi todos los pacientes obtienen algún alivio de sus síntomas o superan su situación de depresión. Antes de un diagnóstico final o de recomendar un tratamiento, ya sea en forma de terapia o receta, un profesional de la salud debe realizar una evaluación diagnóstica exhaustiva, que incluya una entrevista y un examen físico. En algunos casos, se puede realizar un análisis de sangre para asegurarse de que la depresión no se deba a una afección médica, como un problema de tiroides o una deficiencia de vitaminas, ya que revertir la causa médica aliviaría estos síntomas similares a los de la depresión.

Sin embargo, a pesar de ser tan tratable, los datos son bastante preocupantes, ya que la depresión afecta aproximadamente a uno de cada 15 adultos en un año determinado, y una de cada seis personas caerá en depresión en algún momento de su vida.

Cuando la ruptura con la realidad es grave, el paciente está desorientado, no tiene la correcta percepción del tiempo, del espacio, de la identidad personal. En ese caso, su condición se describe como **psicótica.** Por el contrario, cuando la distorsión emocional no es tan grave, se llama neurosis. El individuo **neurótico** no está desorientado, su percepción de la realidad no está distorsionada, pero su concepción de la realidad tiene graves carencias.

Cuando una persona está deprimida, puede sentir que nunca saldrá de lo que podemos llegar a describir como la sombra oscura que le acecha. Sin embargo, incluso la depresión más grave se puede tratar. De modo que tanto si se tienen sentimientos de tristeza como si se tiene diagnosticado un trastorno depresivo, y cualquiera de las dos opciones impide vivir la vida que se desea, es necesario buscar ayuda. Desde la terapia hasta la medicación y los cambios saludables en el estilo de vida, hay muchas opciones de tratamiento disponibles.

No hay dos personas que se vean afectadas por la depresión exactamente de la misma forma, por lo que tampoco existe un único tratamiento para curar la depresión. Lo que funciona para una persona puede no funcionar para otra. Sin embargo, siempre se puede encontrar el tratamiento que ayude a superar la depresión para que la persona vuelva a sentirse feliz, esperanzada, y le sea posible recuperar su vida.

Lo primero que hay que hacer es descartar que los síntomas de depresión no se deben a una afección médica subyacente. Si fuese así, esa condición deberá tratarse primero. La **gravedad** de la depresión también es un factor. Cuanto más grave sea la depresión, más intensivo habrá de ser el tratamiento que necesite. En cualquier caso, siempre se requiere un tiempo para encontrar el tratamiento adecuado. De hecho, suele ser preciso un periodo de ensayo y error para hallar el tratamiento más adecuado y el apoyo que mejor se adapte a las necesidades que cada individuo. Por tanto, habrá que estar abierto al cambio y la experimentación.

Es importante no confiar únicamente en los **medicamentos,** lo cual puede llegar a generar dependencias y adicciones con determinados tratamientos. Aunque en muchos casos ayudan a aliviar los síntomas de la depresión, generalmente no son adecuados para su uso a largo plazo.

El ejercicio y la terapia pueden ser tan eficaces como los medicamentos, a menudo incluso más, y encima no conllevan efectos secundarios no deseados, como, entre otros, los ya mencionados. En el caso de optar por la medicación, es conveniente saber que funciona mejor cuando se acompaña de cambios saludables en el estilo de vida.

Es importante buscar el **apoyo social,** especialmente ahora que se habla tanto de distanciamiento social. Por supuesto es importante mantener las precauciones de seguridad, pero a la vez buscar otras formas de estar conectados. Cuanto más se cultiven las conexiones sociales (siempre que estas sean sanas y seguras), más protegido se estará frente a la depresión. Si alguien se siente estancado, no debe dudar en hablar con familiares o amigos de confianza. Pedir ayuda no es un signo de debilidad y no significará que seas una carga para otros. A menudo, el simple hecho de hablar con alguien cara a cara puede ser de gran ayuda.

En cualquier caso, el tratamiento implica tiempo y compromiso. Todos los tratamientos para la depresión requieren cierta paciencia y, a veces, la lentitud de la evolución puede resultar abrumadora o frustrante. Eso es perfectamente normal. La recuperación suele tener sus altibajos.

Las dos opciones de tratamiento principales de la depresión incluyen los fármacos y la psicoterapia. Pero lo realmente importante es que cada paciente tenga un tratamiento personalizado. Por ello, los médicos y terapeutas deben configurar un plan que se adapte a las características de cada paciente. A veces, es necesario intentar diferentes tratamientos, o diferentes combinaciones de ellos, hasta encontrar el ideal para cada persona.

Los **fármacos antidepresivos** son medicamentos que, en muchos casos, producen los resultados deseados para el tratamiento de la depresión. En algunas ocasiones, estos surten efecto en solo dos semanas, pero lo más habitual es que su ingesta sea necesaria durante al menos un mes para que estos obren la curación buscada. Como sucede con la mayoría de los medicamentos, muchas personas pueden experimentar efectos secundarios que, en casi todos los casos, se pueden tratar o reducir al mínimo.

Los **efectos secundarios** más comunes y frecuentes de los antidepresivos incluyen:

• Aumento de peso.
• Somnolencia.
• Náuseas y vómitos.
• Problemas de índole sexual.
• Afecciones estomacales.

Pero también pueden aparecer otros efectos que no estén incluidos en el grupo mencionado, y aunque la mayoría de ellos desaparecen con el tiempo, es importante comentar con un profesional cualquier otro efecto secundario que aparezca, sobre todo si es nuevo, si empeora y aumenta con el tiempo o si, simplemente, provoca un estado de mayor preocupación.

A menudo, es necesario disminuir temporalmente la dosis o cambiar de medicamento cuando los efectos secundarios del fármaco comienzan a resultar problemáticos. Si se experimentan frecuentes cambios radicales en el estado de ánimo y el comportamiento o si se tienen pensamientos de suicidio y/o autolesión, es muy importante hablar con el profesional pertinente de manera inmediata.

Deben tener especial cuidado al administrarse medicamentos las personas mayores de 65 años, sobre todo cuando son para tratar diferentes problemas, pues las personas de edad más avanzada tienen un mayor riesgo de experimentar confusiones nada deseables cuando consumen los medicamentos, como omitir una dosis o ingerir un exceso de la misma.

Por ello, es importante informar a cada médico especializado sobre todos los medicamentos que le han sido recetados para las distintas afecciones. También es una buena idea comprar todos los medicamentos en la misma farmacia, ya que los farmacéuticos son una excelente fuente de información y además podrán avisar al paciente o a sus médicos si les preocupa una posible interacción entre los medicamentos. Esto puede ocurrir en algunas ocasiones de forma inadvertida cuando un médico no está todavía familiarizado con un medicamento concreto que ha recetado otro facultativo para tratar una problemática diferente.

Además, los organismos de las personas mayores también suelen mostrarse más sensibles a los medicamentos, por lo que en algunas ocasiones pueden necesitar dosis más bajas o menos frecuentes que si fuese un joven. Las personas mayores o sus familiares deben hablar con el médico antes de comenzar a tratarse con un medicamento sobre la posibilidad de que les afecte de algún modo a la memoria, al grado de alerta o a la coordinación motora. Asimismo deben asegurarse de que los fármacos recetados no aumentan el riesgo de caídas, por su vulnerabilidad.

A las personas mayores que tienen dificultad para recordar que deben ingerir varias dosis de medicamentos durante el día es mejor que su médico les recete un antidepresivo que requiera una sola dosis diaria. De cualquier manera, es necesario administrárselos todos los días y no solamente cuando la persona percibe o cree que los necesita.

Aun después de que nos sintamos mejor, es importante seguir con los antidepresivos durante varios meses para evitar la reaparición de los síntomas de depresión. Cuando llegue el momento de suspenderlos y los efectos de la depresión hayan sido mitigados, el médico nos ayudará a reducir la dosis de una manera gradual y segura. Entonces será importante darle tiempo al cuerpo para que se adapte al cambio.

Los antidepresivos en concreto no crean adicción, pero la suspensión repentina puede causar síndrome de abstinencia.

8. LA PSICOTERAPIA O TERAPIA DE DIÁLOGO

También suele ser un tratamiento eficaz para la depresión. Ayuda al enseñar nuevas formas de pensar y de comportarse, porque escuchar un enfoque y punto de vista distinto al propio puede cambiar los hábitos que contribuyen a la depresión. La psicoterapia puede ayudarnos a entender y a resolver las relaciones o situaciones difíciles que causan o empeoran la depresión. La investigación muestra que la terapia cognitivo conductual, que incluye la llamada terapia de resolución de problemas, es un tipo de psicoterapia particularmente útil para tratar a las personas y altamente recomendada para mejorar su calidad de vida.

Las investigaciones también sugieren que la psicoterapia puede ser un tratamiento de primera instancia tan eficaz como los antidepresivos a la hora de tratar la depresión en las personas mayores. Algunas personas prefieren recibir orientación psicológica o psicoterapia para la depresión en vez de añadir más medicamentos a los que ya ingieren para tratar otras afecciones. Sin embargo, si su depresión es grave o si se enfrentan a otras enfermedades serias, la medicación o una combinación de medicamentos con psicoterapia puede resultar un método más eficaz.

9. OTROS TRATAMIENTOS COMPLEMENTARIOS

Algunos ejemplos de **tratamientos complementarios** para la depresión incluyen yoga, ejercicios aeróbicos y ciertos suplementos alimentarios. Estos tratamientos pueden ofrecer algunos beneficios a las personas con depresión. Sin embargo, no debemos reemplazar una conversación con un profesional de atención médica por ellos ni suspender el plan de tratamiento determinado por el médico. Se trata de ejercicios y técnicas recomendados, pero en ningún caso son sustitutivos de la supervisión y ayuda profesional.

Es importante informar al médico sobre cualquier método complementario que usemos o que nos propongamos utilizar.

La actividad física, por ejemplo, es una parte útil de cualquier plan de tratamiento de la depresión y puede ser más fácil agregarla a medida que la persona empieza a sentirse mejor, cuando el medicamento antidepresivo y la psicoterapia comienzan a surtir efecto. Lo cierto es que la vida sedentaria ha sido relacionada con la aparición de la depresión por numerosos expertos y el ejercicio con su curación.

La terapia electroconvulsiva, sobre la que todavía persisten muchos conceptos erróneos al respecto entre los pacientes y algunos profesionales de atención médica, puede ser una alternativa segura y sumamente eficaz para la depresión grave resistente al tratamiento, así como para otros trastornos de salud mental. Pero también puede causar efectos secundarios, como confusión y pérdida de la memoria que, por lo general, duran poco, pero que en ocasiones persisten durante algún tiempo.

Esta terapia a veces se usa para la depresión grave cuando es muy difícil de tratar y no responde a los medicamentos ni a la psicoterapia. Es un tipo de tratamiento de estimulación cerebral, una clase de tratamiento que implica la activación del cerebro directamente con electricidad, imanes o implantes. Algunos de estos tratamientos todavía están en fase experimental y se han visto rodeados de cierta polémica debido a la existencia de ciertos detractores de este tipo de tratamientos. Si la depresión persiste a pesar de haber realizado ensayos adecuados de medicamentos, o si es tan grave que la persona no puede ni siquiera comer o tiene ideas fijas y falsas sobre la enfermedad, el médico puede recomendar la terapia electroconvulsiva como la mejor opción. Esta terapia, a pesar de que se usa desde hace muchos años, sigue siendo el tratamiento más fuerte e invasivo y de acción más rápida para la depresión grave.

En cualquier caso, es posible que se necesite probar diferentes medicamentos antes de encontrar uno que surta efecto. Si un antidepresivo es solo parcialmente eficaz, a veces conviene agregar un segundo medicamento de tipo diferente.

Además, es importante hacer cosas con las que solíamos disfrutar antes de entrar en la depresión. Recuperar viejas amistades, volver a montar en bicicleta, salir al campo, escribir o quedar a comer en una terraza con amigos, sin duda ayuda a levantar el ánimo. En cualquier caso, no debemos exigirnos demasiado para no generar expectativas exageradas y poco realistas.

Y aunque es importante pasar tiempo con otras personas para disfrutar, también lo es hablar con las personas de mayor confianza sobre lo que nos está sucediendo, sobre nuestros sentimientos más presentes.

Asimismo, es fundamental discutir las decisiones con otras personas que nos conozcan bien y en ningún caso adoptar resoluciones importantes hasta que nos sintamos mejor y mejore nuestra situación.

También puede funcionar bien dividir las tareas grandes en tareas más pequeñas y hacerlo todo poco a poco, cuando se pueda. En la medida de lo posible debemos abstenernos de hacer demasiadas cosas a la vez, ya que una implicación excesiva en alguna de estas tareas nos puede llevar al fracaso, lo cual afectaría drásticamente la percepción sobre nosotros mismos de una forma muy negativa.

10. CÓMO AYUDAR A LAS PERSONAS MAYORES CON DEPRESIÓN

Las personas mayores con depresión tienen mayor riesgo de pensamientos suicidas, mientras que la autolesión se relaciona con las personas más jóvenes que padecen depresión. Si nos encontramos en ese caso, es muy importante hablar con alguien que pueda ayudarnos inmediatamente. Debemos llamar a nuestro médico, a los servicios de urgencia o ir directamente a las urgencias del hospital más cercano. Asimismo existen números de teléfono de atención o información que nos conectan con un consejero capacitado en el centro de atención de crisis más cercano a nuestro domicilio.

Si conocemos a alguien con depresión, lo primero que debemos hacer es ayudarle a consultar con un médico o un profesional de la salud mental, pero además debemos intentar:

- Ofrecerle todo el **apoyo** que podamos, haciéndole sentir que comprendemos su situación, y sobre todo tener mucha paciencia y darle mucho apoyo anímico.

- También es muy positivo ayudarle a **organizar** los días o la semana, ya que a veces las personas mayores con depresión no pueden pensar con claridad y les cuesta mucho organizarse de una manera eficiente y productiva.

- Asegurarnos de que tenga cómo acudir a las **consultas médicas** y que así lo haga regularmente.

- Hablarle despacio y con **cariño** y escucharle con mucha atención y comprensión.

- No pasar por alto los comentarios sobre la falta de ganas de vivir, la inapetencia por todo e **informar** al médico o terapeuta sobre la naturaleza de estos comentarios.

- **Invitarle** a caminar, a pasear al aire libre o hacerle participar en actividades en espacios interiores que le puedan interesar, como talleres, cursillos, excursiones, etc.

- Recordarle que, con el **tiempo** y el **tratamiento,** la depresión va a desaparecer con toda seguridad.

También es interesante informarnos sobre la depresión mediante la consulta de vías fiables, como médicos o incluso conocidos especializados. Y por supuesto, entender que la ayuda de un profesional puede ser más apropiada que la que podamos ofrecer nosotros a título personal.

Una parte esencial para la curación de la depresión son los cambios en el estilo de vida, herramientas muy simples pero a la vez muy poderosas en su tratamiento. A veces, pueden ser lo único que necesitemos para mejorar. El ejercicio regular puede ser tan eficaz como los medicamentos. El ejercicio no solo aumenta la serotonina, las endorfinas y otras sustancias químicas cerebrales que nos hacen sentir bien, sino que también desencadena el crecimiento de nuevas células y conexiones cerebrales, al igual que lo hacen los antidepresivos. Para obtener buenos resultados, lo ideal es realizar de 30 a 60 minutos de actividad aeróbica todos los días o, en su defecto, la mayor parte de los días.

En cuanto a las **relaciones interpersonales,** es fundamental mantener contacto con amigos y familiares, y en caso de cuarentena, las redes sociales sólidas reducen el aislamiento, un factor de riesgo clave para la aparición de la depresión.

Se puede considerar la posibilidad de unirse a una clase o grupo. El voluntariado también es una manera maravillosa de obtener apoyo social y ayudar a los demás al mismo tiempo que se ayuda a uno mismo.

11. LA IMPORTANCIA DE LA ALIMENTACIÓN EQUILIBRADA

Una alimentación equilibrada es fundamental tanto para la salud física como para la salud mental. Comidas no muy abundantes ni copiosas, sanas y nutricionales ayudarán a mantener la energía y a minimizar los cambios de humor.

Si bien es posible que muchas personas se sientan atraídas por los alimentos azucarados por el impulso rápido que brindan, los carbohidratos complejos son una mejor opción para activar el cuerpo.

Se recomienda lo siguiente:

- Que la mitad de lo que ingerimos semanalmente sean verduras y frutas.

- Que un cuarto de lo que ingerimos semanalmente sean hidratos, cereales integrales, arroz y pasta.

- Que otro cuarto de lo que ingerimos semanalmente sean proteínas magras, sin olvidarnos de consumir pescado dos veces por semana.

- Y, por supuesto, debemos reducir el consumo de alimentos con mucha azúcar, sal y grasa añadida, mejorando así nuestra dieta.

Para tener una **dieta saludable,** debemos consumir una variedad de alimentos ricos en nutrientes. Lo mejor es elegir los alimentos que tengan más nutrientes de cada grupo de alimentos, es decir, los que están repletos de vitaminas, minerales, fibra y otros nutrientes, y que tengan pocos carbohidratos refinados, como azúcar y harina blanca, entre otros.

12. LA IMPORTANCIA DEL SUEÑO EQUILIBRADO

En cuanto al **sueño,** también es importante regularlo, pues, como todos sabemos, tiene un fuerte efecto sobre el estado de ánimo. Cuando no se duerme lo suficiente, los síntomas de depresión empeoran de manera evidente. La falta de sueño agrava cuestiones como la irritabilidad, el mal humor, la irascibilidad, la tristeza y, por supuesto, la fatiga, por lo que es fundamental dormir lo suficiente y levantarse con la sensación de pleno descanso. Un mal patrón de sueño es un factor de riesgo.

En los tiempos de COVID-19, según algunas encuestas, más del 40 % de la población afirma que padeció síntomas de insomnio temporal, además del 11 % de la población que sufre estrés crónico.

Algunas personas tienen **dificultades para conciliar el sueño,** ya que tardan más de 30 minutos en dormirse, y a otras les cuesta permanecer dormidas, pues desarrollan un sueño muy ligero, llegando a sufrir varios despertares prolongados durante la noche. Otras personas experimentan un despertar precoz y luego son incapaces de volver a conciliar el sueño. Y también las hay que incluso sufren una combinación de todos estos síntomas.

Por lo general, el problema es la **mala calidad del sueño,** sufrir una reducción del tiempo que le dedicamos, además de síntomas de cansancio matinal y/o diurno y dificultades para concentrarse, mantener la atención o conservar la calma ante las situaciones estresantes.

La **corta duración** del sueño no se considera insomnio en sí misma. Asimismo, es importante distinguir entre el insomnio transitorio, en el que la persona experimenta síntomas de insomnio debido a un estrés temporal, y el insomnio crónico, menos frecuente, pero más difícil de tratar.

Para considerar que una persona padece **insomnio crónico,** es necesario no dormir bien al menos tres noches a la semana durante varios meses y además sufrir efectos negativos que repercutan en la marcha del día siguiente.

Las mujeres y las personas de edad avanzada tienen una mayor propensión a sufrir insomnio. Además, las personas con tendencia a la ansiedad son más vulnerables a sufrir este tipo de problemas.

El **insomnio transitorio** se produce por un factor que hace de desencadenante, como puede ser la pandemia, un duelo, un cambio de entorno o una situación nueva que provoca estrés. Por lo general, una vez que se localiza y se resuelve el factor que lo ha provocado, cabe esperar que cese este insomnio temporal. Sin embargo, el insomnio se hace crónico cuando las dificultades de sueño pasan a ser un problema por sí mismas. El insomnio deja de estar vinculado a su factor desencadenante y, en general, se verá exacerbado por factores perpetuadores.

La persistencia de estos factores introduce al insomne en un círculo vicioso en el que los efectos de la falta de sueño se combinan con un estado constante de

hipervigilancia, es decir, el sujeto entra en un estado en el que experimenta un alto grado de exaltación a nivel sensorial, motor, cognitivo y emocional y elevado nivel de energía que impide disfrutar de un sueño profundo y reparador.

La cuestión es que un **sueño fragmentado** o de duración reducida afecta en gran medida a nuestra capacidad para concentrarnos, asumir decisiones, aprender e incluso regular nuestras emociones. Aunque algunos insomnes señalan que acaban acostumbrándose al cansancio y lo que esto conlleva en su día a día, numerosos trabajos de investigación han mostrado que, a largo plazo, la perturbación o reducción crónica del sueño podría tener efectos no solo en nuestro funcionamiento cognitivo, sino también en nuestra salud mental.

El insomnio también puede conllevar, a nivel general, un mayor absentismo laboral, una menor productividad en el trabajo y un aumento del número de recetas médicas derivadas.

Uno de los planteamientos fundamentales para prevenir las dificultades del sueño y su cronicidad es la sensibilización sobre la importancia que reviste una buena **higiene del sueño.** Hay que favorecer en la medida de lo posible unos horarios de sueño más regulares y un entorno propicio al sueño (en la oscuridad, sin ruido, sin demasiado calor, etc.). Realizar actividades estresantes o pasar demasiado tiempo delante de las pantallas puede entorpecer una adecuada conciliación del sueño.

La pandemia del coronavirus ha afectado al bienestar y al funcionamiento habitual de muchas personas, lo cual ha provocado un incremento notable de la prescripción de **somníferos,** que lógicamente tienen un efecto positivo y directo en el sueño, pero posibles efectos secundarios negativos, además del riesgo de desarrollar tolerancia y dependencia a largo plazo.

Por tanto, el tratamiento de primera línea, hoy por hoy, para el insomnio es la terapia cognitiva conductual, es decir, una intervención psicológica que tiene por objeto modificar los pensamientos y las conductas inadecuados.

La **terapia cognitiva conductual** llevada a cabo durante un periodo de seis a ocho semanas por un psicólogo u otro profesional de la salud ha resultado eficaz contra el insomnio, ya que ha permitido una más rápida conciliación y un mejor mantenimiento del sueño a corto plazo.

Sin embargo, algunos pacientes no han mostrado una mejora del sueño tras someterse a este tipo de terapia. Este resultado podría deberse a que existen distintos subtipos de insomnio con diferentes causas y mecanismos cerebrales subyacentes.

Las aportaciones cognitivas y psicológicas de la terapia cognitiva conductual no resultan muy útiles para este subtipo de insomnio. Actualmente se están llevando a cabo estudios para hallar otros marcadores fisiológicos que puedan, no solo definir mejor el insomnio, sino también permitir un mejor tratamiento para todos los pacientes que lo necesiten.

La estimulación física durante la noche puede influir en el sueño. En las personas adultas que duermen bien, un suave balanceo lateral, como en una hamaca o mecedora, facilita la llegada del sueño y aumenta el sueño profundo y su calidad. Así, de forma similar a los bebés, parece ser que incluso en la edad adulta seguimos siendo sensibles al balanceo previo a dormir.

Un ejercicio suave durante el día, un baño con agua caliente y el suave balanceo justo antes de dormir pueden ser clave para resolver las dificultades del sueño en las personas con insomnio transitorio y las personas vulnerables a este y otros trastornos del sueño.

13. OTROS ASPECTOS NEGATIVOS DERIVADOS DE LA DEPRESIÓN

Pero la depresión no solo afecta a nuestros patrones de sueño, sino que trastoca también muchos otros aspectos de nuestra vida y de nuestro día a día. Los más observables son los que se relacionan con nuestras **interacciones sociales** con los demás. Es el caso de nuestra capacidad empática, la cual se puede ver afectada por nuestro estado anímico de modo que se limite nuestra capacidad de entender a las personas de nuestro entorno, sus sentimientos y sus preocupaciones.

Esto tiene influencia también en aspectos más privados de nuestra cotidianidad, como nuestra **vida sexual,** ya que los procesos depresivos o ansiosos como los derivados de la pandemia afectan a su correcto funcionamiento. Y es que las restricciones a la movilidad y a las reuniones sociales, así como el cierre temporal de la hostelería y de otros establecimientos de ocio social evidentemente han afectado a la vida sexual de muchas personas, lo mismo que la implantación del teletrabajo, particularmente a mujeres a cargo de hijos pequeños.

Por otra parte, el desgaste, las **pérdidas** económicas y, por supuesto, las humanas en forma de fallecidos, han supuesto para nuestras sociedades una carga psicológica que ha afectado a la vida sexual de las personas, cargas entre las que se encuentra desgraciadamente con un gran protagonismo la depresión.

El **estrés** también es un mal aliado para la depresión. Hay que controlarlo y reducirlo al máximo. Demasiado estrés se relaciona con aumentos significativos en los efectos de la depresión.

Debemos eliminar, siempre y cuando nos sea posible, todos aquellos aspectos de nuestra vida que nos estresen, como la sobrecarga de trabajo o las relaciones tóxicas, y tenemos que encontrar formas de minimizar su impacto.

14. LA PÉRDIDA DE VIDAS Y EL DUELO

A causa de la pandemia del coronavirus millones de personas han experimentado la sensación de pérdida, por ejemplo, al quedarse sin sus trabajos. Lo cierto es que todos hemos perdido nuestra normalidad pero, obviamente, la mayor pérdida de todas ha sido la de vidas.

La tasa de mortalidad que hemos tenido por COVID-19 era inimaginable antes de su aparición. Pero es que detrás de cada muerte enumerada como estadística hay una red social de familiares y amigos que se ven profundamente afectados por la pérdida.

Los funerales, rituales y costumbres habituales que ocurren después de una muerte son también víctimas del virus. Indiscutiblemente, las restricciones son necesarias para frenar el contagio, sin embargo, se plantean preocupaciones sobre cómo impedirán el proceso de **duelo «normal»**. Sin duda, habrá un aumento en las personas que desarrollarán complejidades de duelo en los próximos años con un vínculo directo correlacionado con el COVID-19.

Al dolor que produce la pérdida, durante la pandemia, se sumó el drama de no haber podido acompañar a nuestro ser querido en el proceso de su enfermedad y su posterior fallecimiento. Además, debido a las medidas de prevención de contagio como el aislamiento y el confinamiento tampoco se pudieron realizar muchos de los rituales propios de la despedida marcados por nuestras diferentes culturas.

Cuando experimentamos la pérdida de un ser querido, las reacciones psicológicas y fisiológicas pueden resultar insufribles. Esto es **dolor.** Cualquier individuo que tenga que vivir esta experiencia desagradable entrará en un proceso de duelo natural, pero doloroso.

El duelo «normal» comienza con una intensidad casi indescriptible, que finalmente disminuye con el tiempo. Durante este periodo, la mayoría de las personas acuden a recursos internos y apoyos externos para adaptarse a su nueva vida con la ausencia del fallecido.

Aunque nunca se supera realmente la muerte de un ser querido, la mayoría de las personas finalmente vuelven a comprometerse con la vida. Sin embargo, para algunas de ellas esto no ocurre. En lugar de que las reacciones de duelo disminuyan con el tiempo, los síntomas persisten sin tregua, posiblemente durante años o décadas después de la pérdida.

Esto puede ser muy debilitante, haciendo que una persona se sienta como detenida en el tiempo, atascada, en riesgo de sufrir un trastorno de **duelo prolongado** (PGD por sus siglas en inglés: *Prolonged Grief Disorder*).

La OMS describe los síntomas del duelo prolongado como un anhelo generalizado por el fallecido o una preocupación persistente, acompañada de un intenso dolor emocional. Además, las personas con PGD tienen dificultades para disfrutar de las actividades sociales, experimentan una capacidad reducida para sentir positividad y poseen una incapacidad general para aceptar la muerte de un ser querido.

Algunos estudios destacan que las personas que sufren un proceso de duelo padecen una sensación de falta de sentido y amargura, incluidas las circunstancias que rodean la muerte. El trastorno también está relacionado con un aumento de las tasas de desórdenes mentales, tendencias suicidas, alteraciones del sueño, enfermedades cardiovasculares y cáncer, así como dificultades con el trabajo y las actividades sociales.

Esencialmente, la **calidad de vida** de la persona se ve gravemente obstaculizada. La investigación sobre las complejidades del duelo resalta factores de riesgo específicos que ayudan a los expertos en duelo y a los profesionales de cuidados paliativos a identificar a aquellas personas que pueden ser vulnerables a desarrollar PGD.

Algunos factores de riesgo incluyen experimentar más de una muerte en un corto periodo de tiempo, una fuerte dependencia de la persona que murió, una muerte que fue impactante, prematura e inesperada, presenciar la muerte o sufrir junto a la persona fallecida si muere como consecuencia de una enfermedad prolongada, antecedentes de enfermedad mental, especialmente trastorno de estrés postraumático (TEPT) o depresión.

Si bien los factores de protección también se evalúan para iluminar las fuentes de apoyo, está claro que las circunstancias que rodean la muerte pueden ser un factor influyente. Las muertes por COVID-19 a menudo fueron prematuras, inesperadas e impactantes, lo que pone a una gran parte de los afligidos en riesgo de desarrollar PGD. En última instancia, esto se podría convertir en un importante problema de salud pública.

El COVID-19 ataca a los pulmones y en muchos casos el desenlace es muy duro. Este proceso puede ser rápido y dejar a las familias absolutamente estupefactas. Muchos percibirán la muerte como «impactante», uno de los factores de riesgo identificados para el desarrollo de PGD.

Además, las familias no pudieron visitar a sus seres queridos que murieron de COVID-19 debido a las restricciones. Del mismo modo, las prohibiciones de viaje privaron a las personas en duelo de la oportunidad de despedirse adecuadamente de sus seres queridos o de realizar rituales culturales relacionados con la muerte.

Los entierros y funerales masivos no estaban permitidos, las familias entonces intentaron adherirse a la regla de asistencia al funeral de un máximo de 10 u 11 personas, por lo que muchas personas allegadas no pudieron estar presentes, con el sufrimiento añadido que conlleva.

La muerte de un familiar es un momento marcado por el tacto: abrazos, besos, caricias, apretones de manos, tocarse en general. Todas estas manifestaciones de ternura puede ser un bálsamo relajante para los afectados. Sin embargo, la pandemia robó y negó a las personas en duelo esta necesidad humana básica.

Por tanto, **los factores de riesgo de PGD** se vieron agravados. Circunstancias que están fuera del control de la familia o del equipo de atención médica pueden conducir a resultados psicológicos característicos del DGP. Por ejemplo, la falta de tiempo para preparar a los miembros de la familia para la muerte, el entorno en el que muere la persona, el impacto que provoca el aislamiento de la persona que va a fallecer, las restricciones de visitantes y la ausencia de familiares en el momento de la muerte, y lo que puede ser más duro, la culpa asociada con COVID-19 si algún miembro de la familia fue el «portador» que infectó al ser querido que murió, el impacto del aislamiento social antes de la muerte en la salud mental y la falta de acceso al apoyo social que normalmente proporcionan otros familiares y amigos a lo largo de la enfermedad, la muerte y el duelo son elementos determinantes en el desarrollo de PGD.

Además, todos estos factores agregan complejidad a un trastorno cuya recuperación requiere de la habilidad y el conocimiento por parte de médicos especialistas. La intervención psicológica es esencial en las circunstancias que rodean una muerte por COVID-19, porque, como hemos visto, se crea la tormenta perfecta para desarrollar PGD.

La necesidad de personal cualificado para aliviar el sufrimiento se vio imperativa durante la pandemia de Covid-19. Los médicos y las enfermeras están en primera línea en los hospitales, pero los psicólogos y trabajadores sociales desempeñan un papel importantísimo en el apoyo a los pacientes y las familias que se vio entonces.

Por tanto, el duelo por la muerte de un familiar debido al coronavirus puede considerarse como un **«duelo de riesgo»,** porque tiene varios factores que pueden hacer que el proceso de recuperación sea más difícil, tanto por la naturaleza traumática de todo lo que ha acompañado a la muerte, como por los enormes déficits de apoyo social.

La ayuda, el acompañamiento emocional en esos primeros momentos pueden ser claves para la prevención de un posterior duelo complicado.

15. FASES DEL DUELO

Este proceso de duelo que la persona experimenta desde el fallecimiento del ser querido intentando recuperar su equilibrio emocional suele dividirse en diferentes fases, que fueron diferenciadas por la psiquiatra suizo-estadounidense Elizabeth Kübler-Ross. Estas etapas no han de seguir un riguroso orden, pudiendo pasarse de una a otra indistintamente sin constituir un proceso lineal riguroso.

FASE DE NEGACIÓN

Es una de las más conocidas por todos. A veces la muerte llega de una forma tan injusta, rápida e inesperada que no nos da tiempo a asimilar la información y optamos por negar lo ocurrido. Es una fase completamente normal, sobre todo en las muertes por accidente. Los humanos estamos diseñados para protegernos de las cosas malas. En este caso, nuestro cerebro actúa negando la información para protegernos del dolor. Si este sentimiento perdura durante largos periodos de tiempo, es recomendable acudir a un especialista.

FASE DE IRA

Aparecen la rabia y el resentimiento por la frustración que sentimos al asimilar que un ser querido ha fallecido y que la situación no se puede revertir. Una tristeza profunda se apodera de nosotros y no es nada fácil de aliviar. En esta etapa, la muerte se percibe como el resultado de una decisión y por eso se buscan culpables. Es en este momento del duelo cuando domina la disrupción o el choque de dos ideas: la de que la vida es lo deseable y la de que la muerte es inevitable.

Debido a la carga emocional que se da en esta fase del duelo, es habitual sentir rabia y enfadarse: en primer lugar, porque el afectado por la pérdida no encuentra una solución para la muerte de su allegado, y, en segundo lugar, porque tampoco puede responsabilizar a nadie ni a nada en exclusiva por el fallecimiento. Todo esto lo llevará a dirigir su rabia de manera indiscriminada a personas que nada han tenido que ver en el proceso e incluso hacia animales u objetos.

FASE DE LA NEGOCIACIÓN

Esta es una de las etapas del duelo más desconocidas. El momento de la nego-ciación es un proceso por el que pasan algunas personas que han sufrido una pérdida cercana y reciente. El afectado intenta fantasear con situaciones que no son reales.

En esta etapa del duelo se comienza a hacer preguntas supuestas a uno mis-mo como «¿qué hubiera pasado si...?», «¿y si hubiera hecho...?». En esta fase también recurrimos a la religión, intentando recuperar lo que hemos perdido.

En el fondo, sabemos que lo que estamos haciendo es imposible, pero de alguna manera nos ayuda a avanzar en el duelo y llegar a una futura supera-ción de la pérdida. Es la fase más corta de todas y no suele alargarse más de unas horas o días.

FASE DE LA DEPRESIÓN

En la fase de la depresión dejamos de fantasear con realidades paralelas y volvemos al momento presente con la profunda sensación de vacío que nos deja la pérdida del ser querido. Este tipo de depresión no debe confundirse con la enfermedad mental, aunque suele conllevar síntomas similares.

La fuerte tristeza que aparece en esta fase nos lleva a entrar en una crisis existencial al considerar la irreversibilidad de la muerte y la falta de incentivos para seguir viviendo en una realidad en la que el ser querido ya no está. Es entonces cuando no solo hay que aprender a aceptar que la otra persona se ha ido, sino también a vivir en una realidad definida por esa ausencia.

FASE DE LA ACEPTACIÓN

En esta última fase, al superar la pérdida, las personas en duelo aprenden a convivir con su dolor emocional en un mundo en el que el ser querido no está. Con el tiempo se recupera la capacidad de experimentar alegría y placer.

Si logramos identificar la etapa del duelo en la que nos encontramos, podremos entender mejor este proceso y tal vez sea más fácil ir superándolas poco a poco.

La pérdida y el duelo por la muerte son realidades que nos van a tocar pasar a todos, y son una parte más de la vida que debemos saber afrontar. Lógicamente, habrá unas situaciones más complicadas que otras, pero el proceso siempre es similar, y la duración de cada etapa dependerá también de la situación que nos haya tocado vivir.

EN RESUMEN

A pesar de que el modelo propuesto por Kübler-Ross sigue vigente y cuenta con el apoyo de la gran mayoría de psicólogos y psiquiatras, esto no quiere decir que todas las personas tengamos que pasar por la totalidad de las fases descritas. Muy al contrario, lo normal es que el duelo se manifieste de distintas formas.

Nunca será igual el proceso de duelo en una persona adulta que el de un niño. Nunca será igual el duelo por el que se pasa por la pérdida de un ser tan cercano como un hijo como el duelo que vivimos tras la muerte de alguien sin tanto impacto en nuestra vida. Lo único importante es que pasemos por el duelo en sí. Evitarlo, negarse el derecho a llorar y a lamentar la pérdida de un ser querido es un error que más tarde o temprano terminará trayéndonos consecuencias.

Al fin y al cabo, el duelo no es más que un mecanismo de defensa que ponemos en marcha para adaptarnos a la nueva vida sin la persona querida. Una oportunidad, de hecho, de actualizar nuestro sistema emocional para poder despedirnos del fallecido y resolver heridas pasadas que nos siguen afectando en el tiempo presente.

Reflexionar, e incluso escribir, sobre la experiencia vivida, las acciones, los pensamientos y los sentimientos puede ser muy beneficioso y una interesante crónica para recordar lo vivido una vez que la pandemia forme definitivamente parte de nuestra historia pasada.

Si bien una opción común en estos tiempos está la de concentrarnos en el caos del coronavirus, podemos dedicarnos a anotar las cosas que nos hacen sentir mejor y adoptar un enfoque más positivo, lo cual nos puede resultar bastante terapéutico.

Y poco a poco, conforme vuelva toda la normalidad y podamos reconquistar todos los aspectos de nuestra vida que se han visto afectados, especialmente los de índole social, recuperaremos más y más material positivo que recopilar.

Al final, se trata de **coleccionar emociones positivas,** de concentrarse en las cosas simples y pequeñas que nos hacen sentir bien y buscar la manera de incluirlas en el día a día. Este ejercicio emocional puede ser equivalente y tan importante como las recomendaciones de hacer ejercicio físico o de comer fruta y verdura diariamente.

Estas colecciones de experiencias, como la música que nos gusta, las personas a las que queremos, los paisajes, los paseos, la comida preferida o el visionado de una buena película o serie, son recordatorios que nos transportan emocionalmente a otros momentos de nuestra vida, que nos provocan paz mental y que, en definitiva, nos permiten crear bolsillos de alegría en los que meter las manos cuando nos sentimos un poco más decaídos.

ESTRÉS POSTRAUMÁTICO Y SUPERACIÓN DE MIEDOS

Como ya hemos visto en los dos capítulos anteriores, los diagnósticos de enfermedades como la depresión, la ansiedad y otras afecciones de salud mental han aumentado a raíz de la pandemia de COVID-19 pero no son los únicos transtornos psiquiátricos que trae consigo esta pandemia.

Muchas personas también han experimentado algunos trastornos emocionales, como irritabilidad, insomnio y, lo que nos interesa ahora, síntomas de estrés postraumático inmediatamente después del periodo de cuarentena. El **impacto a largo plazo** es considerable y de amplio alcance, e incluye o puede incluir cambios de comportamiento, ira y abuso de alcohol y de sustancias tóxicas en muchos casos.

El distanciamiento social necesario para la prevenir la expansión de virus también ha conducido a un aumento sustancial de la soledad y a un crecimiento no tan comentado de la violencia doméstica y el abuso y maltrato. El aislamiento social prolongado puede conducir al retraimiento social, que puede agravarse aún más por la crisis económica.

Asimismo, se están dando muchos problemas de salud mental después de recuperarse del COVID-19 en algunos pacientes que requirieron hospitalización tras contraer el virus; de hecho, el delirio es bastante común durante la etapa aguda de la enfermedad. Los datos sobre las complicaciones psiquiátricas a largo plazo en este grupo de pacientes, aunque aún no se conocen completamente, pueden ser comparables a los de otras dolencias, como el síndrome respiratorio agudo severo (SARS) y el llamado «síndrome respiratorio de Oriente Medio», con una mayor prevalencia de ansiedad, depresión y trastorno de estrés postraumático.

El deterioro psiquiátrico persistente con niveles significativos de ansiedad, depresión y trastorno de estrés postraumático se observa en las personas que se han visto afectadas por una enfermedad crítica un año después del alta. En la mayoría de los pacientes con síndrome de dificultad respiratoria aguda grave se encontró un **deterioro neurocognitivo** que afectaba a la atención, concentración, memoria y velocidad de procesamiento mental, un déficit que se vio reflejado en pruebas posteriores. Se encontraron reducciones muy notorias de la calidad de vida en pacientes con síndrome respiratorio agudo severo y ventilación mecánica prolongada después del alta de la unidad de cuidados intensivos en comparación con los ingresados por otras razones distintas.

Por otro lado, se han llevado a cabo numerosos estudios de neuroimagen funcional y estructural de sujetos con trastorno de estrés postraumático (TEPT) y se han comparado utilizando bases de datos de medicina general con sujetos que no han padecido TEPT. El hallazgo estructural más significativo derivado de dichos estudios es la tendencia observada a una reducción del volumen del hipocampo, que puede limitar la evaluación y categorización adecuada de las experiencias. Los cambios funcionales localizados incluyen una mayor activación de la amígdala después de la provocación de los síntomas (que puede reflejar su papel en la memoria emocional) y una disminución de la actividad del área de Broca al mismo tiempo, lo que explicaría la dificultad que tienen los pacientes para etiquetar sus experiencias y narrárselas a otras personas.

La evidencia recogida por los estudios de neuroimagen ha sugerido lo sensible que son ciertas áreas del cerebro que pueden resultar dañadas por un trauma psicológico. Las implicaciones clínicas de estos hallazgos de neuroimagen deben investigarse más, ya que desafían los enfoques terapéuticos tradicionales e insinúan que los efectos secundarios del TEPT pueden ser más prolongados de lo que hasta ahora se había pensado.

La recesión económica a raíz de la pandemia del COVID-19, las desigualdades sociales y el impacto en la salud mental, y la crisis económica a gran escala que han pronosticado organismos como el Banco Mundial para los años posteriores al coronavirus, van a tener un impacto adverso en la salud mental, especialmente en la de los grupos más vulnerables.

La **recesión económica** se ha asociado con aumentos en la prevalencia de la angustia psicológica, suicidio y comportamientos suicidas. El desempleo, la situación laboral insegura, el nivel socioeconómico más bajo y los problemas psiquiátricos preexistentes parecen ser determinantes de los problemas de salud mental posteriores a la recesión, dándole así una causa material a estos.

Una posible recesión económica acompañada de un aumento del desempleo después de la pandemia del COVID-19 tendrá, sin duda, un impacto similar en la tasa de patologías y problemas de salud mental, así como en la de suicidios producidos.

El impacto en la salud mental de los **profesionales sanitarios** que han combatido el virus en primera línea, como veremos en el capítulo siguiente, también ha provocado síntomas psicológicos que incluyen ansiedad, depresión e insomnio, que prevalecen hasta en un 60% entre los médicos, enfermeros y demás personal sanitario durante la pandemia. Esta situación de la salud mental colectiva probablemente persistirá durante varios años. Estudios al respecto muestran que los equipos médicos que trabajaron en primera línea en medicina respiratoria durante el brote de SARS en 2003 tenían un nivel persistente y significativamente mayor de síntomas psicológicos un año después.

Muchos profesionales sanitarios informaron de la presencia de síntomas de estrés postraumático durante otros brotes epidémicos o pandémicos que duraron hasta un año después de los hechos que causaron estos síntomas.

Por otro lado, algunas de las personas afectadas por la infección por COVID-19, especialmente las personas de procedencia asiática o nacionalidad china, han sufrido estigmatización, acoso, estereotipos o prejuicios raciales, discriminación, aislamiento social y, en algunos casos, violencia verbal. Estas personas estigmatizadas en muchos casos han experimentado, o pueden llegar a experimentar, trastornos emocionales importantes derivados de estas actitudes contra ellas, como el síndrome de estrés postraumático.

1. ¿QUÉ ES EL ESTRÉS POSTRAUMÁTICO?

El estrés postraumático (TEPT) es un trastorno psicológico que puede desarrollarse en personas que han sufrido, experimentado o presenciado un evento traumático, como un desastre natural, un accidente grave, un atentado terrorista, una guerra, un combate, una violación o una pandemia, o que han sido amenazados de muerte, violencia sexual o lesiones graves.

El trastorno de estrés postraumático ha sido conocido en el pasado con otros nombres, como, por ejemplo, fatiga de combate después y durante la Segunda Guerra Mundial, pero esta perturbación no solo la tienen algunos veteranos de guerra, sino que pueden experimentarla todas las personas, de cualquier origen étnico, nacionalidad o cultura y de cualquier edad, que se vean envueltas en situaciones con esas características. Este desorden afecta aproximadamente al 3,5 % de los adultos en todo el mundo cada año, y las estadísticas de los expertos estiman que una de cada 11 personas será diagnosticada de TEPT en su vida. Se cree también que las mujeres tienen el doble de probabilidades que los hombres de sufrirlo.

La pandemia de COVID-19 ha expuesto a los profesionales sanitarios de muchos países a una situación sin precedentes, teniendo que asumir decisiones complejas y trabajar bajo altas presiones y mucho estrés, mientras que los enfermos han debido sufrir como pacientes dichas situaciones.

Lógicamente, este panorama puede ocasionar graves problemas de salud mental en muchas personas, que además se verán agravados por sus propios motivos personales.

Las personas con estrés postraumático tienen pensamientos y sentimientos intensos y perturbadores relacionados con su experiencia que continúan mucho después de que el hecho traumático haya terminado. Pueden revivir el evento a través de *flashbacks* o pesadillas nocturnas; pueden sentir tristeza, miedo o ira, y pueden sentirse desapegadas o alejadas de los que las rodean. Quienes se ven afectados por este estrés pueden sufrir mayor malestar cuando se enfrentan a situaciones o personas que les recuerdan al hecho que desencadenó el trauma, y pueden tener intensas reacciones negativas a algo tan común como un ruido fuerte o un choque accidental.

Un diagnóstico de este trastorno requiere la exposición a la acción traumática perturbadora. Sin embargo, la exposición podría ser indirecta más que una de primera mano. Por ejemplo, el trastorno de estrés postraumático podría ocurrir en una persona que se enterase de la muerte violenta de un familiar o de un amigo cercano. También puede ser resultado de la exposición repetida a detalles horribles del trauma, como los agentes de orden público de departamentos determinados que están expuestos cada día a detalles de accidentes, asesinatos y acciones violentas o como el personal sanitario durante la pandemia.

El trastorno de estrés postraumático tiene una prevalencia de por vida en el 7,8 % de los casos, y se caracteriza porque provoca una experiencia inmediata de miedo intenso, desamparo u horror profundo. El trastorno se acompaña por pesadillas recurrentes tipificadas por el recuerdo de experiencias intrusivas y por una alteración prolongada durante el sueño y en el momento de conciliarlo.

Las personas con estrés postraumático no pueden simplemente superar su estado y los síntomas pueden persistir en el tiempo si no se tratan bien. Pero existen tratamientos efectivos para enfrentarse a él que incluyen medicamentos psiquiátricos, psicoterapia cognitivo conductual o una combinación de ambos métodos.

2. SÍNTOMAS DEL TEPT

Incluye la presencia de síntomas intrusivos como los siguientes:

- Sentimientos de culpa, ira o vergüenza causados por el recuerdo de un evento determinado.
- Efectos negativos sobre el estado de ánimo y conducta.
- Problemas para dormir.
- Hipervigilancia y/o paranoia.
- Mayor excitación.
- Pérdida de interés en actividades que antes se disfrutaban.

- Fijación exagerada por evitar a las personas asociadas con el trauma.
- Pesadillas o recuerdos del trauma.
- Tratar de evitar recordar el evento traumático.
- Experimentar recuerdos recurrentes e intrusivos del trauma.
- Intentar evitar recuerdos angustiosos del trauma.

El COVID-19 se ha convertido rápidamente en una emergencia de salud mundial que no solo ha generado problemas de salud física como los que ocasiona el contagio del virus, sino también, como venimos hablando, muchos problemas relacionados con la salud mental, ya que las personas hemos estado expuestas a fallecimientos inesperados de seres queridos y conocidos e incluso al riesgo extremo de contagio con la posibilidad de que este causase la muerte.

Así, los trabajadores de la salud que tienen contacto cercano con pacientes contagiados están expuestos al contagio de manera constante, pero además lamentablemente, han podido presenciar un aumento de otras enfermedades por la escasez de suministros y medios.

Por su parte, los pacientes ingresados en el hospital contagiados experimentan un angustioso aislamiento social, malestar físico y temor por su propia supervivencia y la de otros.

Estas exposiciones aumentan considerablemente el riesgo de desarrollar un TEPT. Como es lógico, el mayor riesgo surge durante las semanas siguientes, cuando estas personas pueden carecer de apoyo social inmediato debido a la necesidad de cuarentena y aislamiento.

Algunos de los predictores más fuertes del desarrollo de TEPT después de la exposición a un trauma incluyen exposiciones previas a otro trauma y, en particular, antecedentes de trauma infantil y hechos contraproducentes u hostiles ocurridos en la infancia, como haber sido víctima de abuso sexual o abuso emocional, negligencia física o emocional, presenciar violencia hacia la propia madre o hacia otra figura muy cercana, etc. El trauma infantil y lógicamente la combinación de exposición a trauma infantil y trauma adulto conducen a mayores probabilidades de desarrollar un TEPT en respuesta a todas las formas de trauma persistentes en la persona afectada.

Es importante señalar que la mayoría de las personas expuestas a un trauma en potencia se recuperan en un periodo aproximado de 30 días y no desarrollan este trastorno. El tipo y la gravedad de la exposición al trauma predicen fuertemente el desarrollo del TEPT, y así la violencia interpersonal tiene tasas mucho más altas de trastorno de estrés postraumático que las exposiciones a incendios, desastres naturales como huracanes, accidentes de tráfico, etc. Por ejemplo, los accidentes de vehículos y desastres naturales están asociados con un 10% de las tasas de desarrollo de este trastorno, estar en una zona de combate se vincula con el 18% de las mismas, el asalto físico de características y/o lesiones graves se asocian al 20% de dichas tasas, mientras que el asalto sexual y la tortura están asociados hasta con el 50% de las tasas de desarrollo de TEPT.

A menudo se subestima que los eventos y procedimientos médicos asociados con amenazas a la vida, incluso cuando tienen éxito, están ligados con tasas relativamente altas de desarrollo del trauma. Por ejemplo, el infarto del miocardio o síndrome coronario agudo se asocia con hasta un 15%; y las cirugías torácicas mayores y la reparación abierta de aneurisma aórtico abdominal, incluso cuando están programadas y son esperadas por el paciente, también se relacionan con tasas de aproximadamente el 20%. Y particularmente relevante para la pandemia de COVID-19, el tratamiento prolongado en unidades de cuidados intensivos (UCI) guarda también bastante relación con el desarrollo de trastornos de estrés postraumático, por muy profesionales que sean los cuidados, especialmente si la vida corre peligro.

3. DIAGNÓSTICO

Para ser **diagnosticado de TEPT,** las personas deben experimentar al menos un síntoma de cada una de las siguientes tres categorías.

REVIVIR EL TRAUMA
- **Recuerdos perturbadores** sobre el evento. Esto generalmente implica tener imágenes vívidas sobre el trauma que se ha pasado dentro de nuestra cabeza, que surgen una y otra vez de manera intrusiva, incluso cuando no deseamos tenerlas.

• **Pesadillas** sobre el trauma. Las personas con TEPT a menudo tendrán pesadillas muy vívidas del trauma o de los temas que rodean el mismo a la hora de dormir.

• Actuar como si el trauma estuviera sucediendo nuevamente. Esto también se llama **disociación,** y ocurre cuando un individuo pierde el contacto con el presente y siente como si estuviera viviendo el trauma nuevamente. Algunas personas con este síntoma pueden hablar y actuar como si estuvieran físicamente en una situación traumática, mientras que otras puede parecer que simplemente miran fijamente al vacío durante un periodo de tiempo cuando realmente se encuentran paralizadas por el recuerdo. Otras personas también tendrán *flashbacks,* que son imágenes muy vívidas del trauma que experimentaron. Estos *flashbacks* pueden parecer muy reales y algunas personas los describen como una imagen o película que pueden ver nítidamente en sus mentes.

• Sentir **ansiedad** cuando el trauma es recordado por alguien o algo externo. Esto puede incluir reacciones como alterarse al escuchar el chirrido de los neumáticos si tuvo un accidente de tráfico o sentir ansiedad al ver violencia en la televisión si fue agredido.

Cuando uno vive una experiencia traumática, su mente procesa y almacena el recuerdo de manera un poco diferente a como guarda las experiencias regulares. Las informaciones sensoriales sobre el trauma, es decir, los olores, las vistas, los sonidos, los sabores y las sensaciones reciben una alta prioridad en la mente y se recuerdan como algo amenazante. Una vez que esto sucede, siempre que nos enfrentamos a un sabor, un olor, una sensación o una vista que nos recuerda el trauma, el sentimiento de amenaza vuelve a aparecer y es posible que tengamos recuerdos vívidos o *flashbacks* sobre el trauma. Así es como funcionan nuestras mentes. No es peligroso, ni tampoco es señal de estar perdiendo la cordura.

NECESIDAD DE HUIDA
Huir de los recuerdos del trauma: muchas personas con TEPT se esforzarán mucho por evitar cualquier cosa que esté asociada con el hecho traumático que experimentaron:

- **Circunstancias,** como, por ejemplo, que llegue la fecha real en la que ocurrió el acontecimiento como el aniversario, la ropa usada ese día, el lugar donde ocurrió, etc.

- **Acciones** asociadas con el trauma; por ejemplo, estar en un automóvil si el trauma fue un accidente de tráfico.

- **Señales generales de peligro;** por ejemplo, programas de televisión sobre violencia, noticias, sirenas de la policía o del departamento de bomberos, alarmas de incendio, gritos, etc. Evitar pensamientos, sentimientos o recuerdos relacionados con el trauma e incluso bloquearlos u olvidarlos como método de defensa. Aunque muchas personas con TEPT evitarán cualquier recuerdo de su experiencia traumática, también es común que las personas eviten siquiera pensar en lo que sucedió. Por ejemplo, pueden evitar hablar con alguien sobre el trauma, y si tienen pensamientos o recuerdos sobre lo que sucedió, pueden intentar sacárselos de la cabeza.

- También es posible, como se ha mencionado, **no poder recordar** partes del trauma. No es raro que las personas que han vivido un trauma tengan dificultades para recordar partes de él, o todo el trauma, o que estén confundidas acerca de la cronología de los hechos con un recuerdo borroso o difuminado.

PÉRDIDA DE INTERÉS POR LAS ACTIVIDADES DE LAS QUE SOLÍA DISFRUTAR

Por ejemplo, después de un trauma, es posible que la persona deje de querer pasar tiempo con amigos y familiares, o puede abandonar todas las actividades que solía disfrutar, como, por ejemplo, los deportes o las actividades de ocio. Por eso es posible que se encuentren con las siguientes dificultades:

- Sentir **desapego o alejamiento** de los demás. Las personas con este síntoma describen sentirse aisladas de los demás, a pesar de que tengan familiares o amigos a su alrededor.

- Sentir **entumecimiento** o incapacidad de experimentar sentimientos. Algunas personas con un trastorno de estrés postraumático dirán que generalmente se sienten insensibles y que ya no experimentan sentimientos de amor, alegría o felicidad. Las personas con este síntoma pueden tener dificultades incluso para describir cómo se sienten y no ser capaces de reconocer cuándo están felices, tristes o enojados.

• **Sensación de muerte inminente.** No es raro que las personas con TEPT expresen que tienen una sensación de que no van a poder vivir mucho tiempo, porque es probable que algo malo vuelva a suceder pronto. Esta es una idea realmente frecuente.

Han sido muchas las situaciones y emociones dolorosas y las vivencias difíciles por las que hemos pasado durante el confinamiento y la pandemia. Aunque poco a poco, según fue permitiendo la vacunación, volvimos a la normalidad, todas esas intensas experiencias vividas nos hacen afrontar el reto de tal forma que podamos recuperar nuestras constantes biológicas, el apetito, el sueño, el estado de ánimo, el descanso, las emociones, poder volver a rendir adecuadamente en las actividades laborales y volver a disfrutar con las actividades de ocio como hacíamos anteriormente.

4. TRATAMIENTO

La evolución del estrés hacia la resolución o hacia la complicación va a depender de cada uno de nosotros, de cómo seamos capaces de enfocarlo y de las estrategias de superación que adoptemos.

Debido a que el TEPT puede tener un impacto muy significativo en la vida de quienes han experimentado un trauma, el tratamiento a menudo resulta algo más complicado que los utilizados para otros trastornos de salud mental.

Las personas que padecen este trastorno pueden administrarse por recomendación experta **fármacos antidepresivos** durante el tratamiento para controlar mejor síntomas como la tristeza, la ansiedad y la ira.

También pueden acudir a **medicamentos para dormir** u otros fármacos que aborden la sintomatología específica enumerada anteriormente para sobrellevar mejor el trastorno y el día a día, buscando que este pueda transcurrir lo mejor posible y recuperando poco a poco las rutinas.

Los medicamentos a menudo se usan combinados con **terapia** para ayudar a las personas con TEPT a disminuir la intensidad de sus síntomas mientras se recuperan y aprenden a controlar mejor las secuelas psicológicas del trastorno.

Debido a que no todas las personas que desarrollan el TEPT terminan compartiendo la misma experiencia, el tipo de terapia necesaria variará de persona a persona.

Una de las formas de terapia más utilizadas es la terapia cognitivo conductual, que recordemos que consiste esencialmente en mantener conversaciones para ayudar al paciente a desarrollar más conciencia sobre sus síntomas, la raíz de los mismos y cómo aliviarlos.

Es entonces cuando la terapia cognitivo conductual nos enseña a desafiar estos pensamientos no deseados y desarrollar mecanismos de afrontamiento que nos ayudarán a lidiar con estos pensamientos cuando surjan de nuevo.

También existen otro tipo de terapias que nos ayudan a enfrentar un hecho traumático para superar el miedo y la ansiedad que acompañan al incidente.

Por un lado, existen técnicas menos ortodoxas y recomendadas, como la hipnosis o EMDR, que es una técnica cuyo principio científico (puesto en cuestión por algunos expertos) se basa en la estimulación bilateral de los hemisferios cerebrales mediante movimientos oculares provocados. Esta técnica posibilita acceder a las emociones, las sensaciones físicas y los pensamientos negativos incorporados en los recuerdos de experiencias traumáticas que quedaron bloqueados en nuestra mente debido a la alta activación emocional que nos provocó esa vivencia.

5. SUPERACIÓN DE LOS MIEDOS

El miedo es una emoción caracterizada por una intensa sensación desagradable que nos provoca sobresalto por la percepción racional o no de un peligro inminente. El miedo no siempre es provocado por intimidaciones externas y bien diferenciadas; a veces es originado por un cúmulo de elementos confusos en nuestra mente.

El miedo es, por decirlo de algún modo, algo que nos invita a protegernos y defendernos, pues en nuestra mente identificamos en esas situaciones elementos comprometidos, delicados e incluso peligrosos que pueden causarnos daño físico o daño psicológico.

Sentir miedo es algo inherente al ser humano. Es un sentimiento normal e incluso útil. El problema viene cuando una persona vive constantemente atemorizada o condicionada por sus miedos y eso le impide llevar su rutina habitual. Entonces el miedo deja de ser natural o saludable.

Para empezar, es básico explorar cuáles son esos temores y sus orígenes. Con ese fin puede resultar muy útil **elaborar una lista** enumerándolos y tratando de localizar cuál o cuáles debemos afrontar primero, ya que conviene ir haciéndoles frente poco a poco, de uno en uno, para de este modo no sentirnos abrumados.

Superar un miedo no es una tarea fácil, sino que requiere de arrojo y esfuerzo. No es algo que desaparezca de la noche a la mañana. Habrá que ponerle mucha voluntad e implicarse de lleno en conseguirlo. En muchas ocasiones somos nosotros mismos los que mantenemos esos miedos, con continuas *rumiaciones*, dándoles demasiado tiempo y espacio en la mente, lo cual acaba por disminuir nuestra energía y disponibilidad emocional.

Después de hacer esta lista, debemos intentar examinar cuál o cuáles han podido ser los elementos que nos han llevado a sentir miedo en estas situaciones, como, por ejemplo, una experiencia anterior traumática; es decir, hay que **encontrar el origen.** En ocasiones esto nos puede ayudar a no sentir vergüenza de nuestros propios miedos, porque todo el mundo, sin excepción, lo ha experimentado alguna vez, y nuestros miedos forman parte de una compleja malla de experiencias y vivencias que nos han conducido hasta ellos.

Después, debemos preguntarnos si son miedos fundados o si, por el contrario, son irracionales. También debemos plantearnos cómo nos encontraríamos si superásemos ese miedo y qué cosas nos pueden ocurrir relacionadas con él.

La mejor forma de superar los miedos es, sin duda, **enfrentándolos,** es decir, abordándolos de lleno, acercándonos a esas situaciones que nos producen miedo, siempre y cuando sea posible, para constatar desde la experiencia que somos capaces de superarlos. Se trata de una **desensibilización sistemática,** esto es, enfrentarse a la situación de forma gradual para no exponernos a una inundación de sensaciones que nos puedan provocar una ansiedad imposible de tolerar. Ir paso a paso para enfrentar la situación que nos da miedo es una de las técnicas más utilizadas en el ámbito clínico y puede resultar muy útil.

Es importante, además, obtener claves personales para **trabajar la autoestima** y la confianza en nosotros mismos para facilitar que nos podamos sentir menos angustiados, y en definitiva, más libres.

Digamos, en conclusión, que la mejor clave para superar el miedo es enfrentándolo desde la acción, nunca alimentándolo en nuestra mente. Debemos ir trabajando las habilidades y recursos que tenemos para descubrir en la experiencia que podemos ser más libres, y no vivir anclados a nuestros miedos.

Si optamos por buscar un terapeuta, es importante tener en cuenta y solicitar que la **terapia** y sus ejercicios se realicen a un ritmo que nosotros mismos podamos soportar. La misión del terapeuta es ayudarnos a sanar, no causarnos aún más daño.

Sin embargo, lamentablemente, no todo el mundo tiene acceso a un asesoramiento tradicional en persona, no todo el mundo tiene recursos económicos o tiempo para realizar una sesión durante los días laborales y no todo el mundo está a favor de medicarse.

El asesoramiento y la medicación son dos métodos de tratamiento importantes que pueden ayudarnos a superar los síntomas del TEPT y el trastorno en sí. Aun así, también existen posibilidades que podemos llevar a cabo por nuestra cuenta que pueden disminuir el impacto de los síntomas del trastorno de estrés postraumático.

6. ACCIONES BÁSICAS PARA MEJORAR NUESTRO ESTADO DE ÁNIMO

El listado de la página siguiente puede darnos algunas buenas pistas sobre cómo tener un ánimo más positivo:

- Crear una **red de apoyo** de relaciones personales que nos sean de ayuda.
- **Confiar** en nosotros mismos y en las decisiones que adoptamos.
- Buscar los **aspectos positivos** y aprender del trauma por el que hemos pasado.
- Aprender a **responder y actuar** a pesar de enfrentarse al miedo.
- Realizar **cambios saludables** en el estilo de vida.

Estos cambios podrían consistir por ejemplo en los siguientes:
- Hacer ejercicio regularmente.
- Dormir lo suficiente.
- Marcarnos pequeñas metas.
- Dividir las grandes tareas en tareas más asumibles.
- Pasar tiempo con amigos y familiares.
- Tratar de realizar actividades que nos hagan sentirnos bien y nos resulten agradables.
- Practicar técnicas de relajación.

7. LAS TÉCNICAS DE RELAJACIÓN

Constituyen una excelente manera de ayudar con el manejo del estrés. La relajación no trata solo de alcanzar cierta tranquilidad o de disfrutar de un pasatiempo. La relajación es un proceso que disminuye los efectos del estrés en la mente y el cuerpo. Las técnicas de relajación nos pueden ayudar a sobrellevar el estrés cotidiano y el estrés relacionado con diversas afecciones de salud, como el TEPT, las enfermedades físicas y el dolor.

Aprender técnicas básicas de relajación es fácil y son muy válidas para combatir el estrés severo y para el estrés domesticado. Estas técnicas no presentan riesgos, o en todo caso presentan un riesgo mínimo, y se pueden realizar en casi cualquier lugar.

8. BENEFICIOS DE LAS TÉCNICAS DE RELAJACIÓN

Cuando nos enfrentamos a numerosas responsabilidades y tareas o a las demandas de una enfermedad como esta, las técnicas de relajación deberían ser una clara prioridad en nuestra vida, ya que su práctica puede conllevar muchos beneficios como:

- Disminución de la frecuencia respiratoria.
- Disminución de la frecuencia cardíaca.
- Bajada de la presión arterial.
- Mejora del proceso digestivo.
- Mejora de la concentración y el estado de ánimo.
- Mejora de la calidad del sueño.
- Reducción de la fatiga.
- Reducción de la ira y la frustración.
- Aumento de la confianza y la autoestima.
- Equilibrio de los niveles de azúcar en sangre.
- Reducción de la actividad de las hormonas del estrés.
- Aumento del flujo sanguíneo a los músculos principales.
- Reducción de la tensión muscular y el dolor crónico.

Para obtener un mayor beneficio, estas técnicas se deben practicar junto con otros métodos de afrontamiento positivos, como tratar de pensar de manera positiva, intentar encontrar elementos de humor en lo que nos rodea, resolver problemas, administrar nuestro tiempo, etc.

En general, las técnicas de relajación implican enfocar la atención en algo que nos calme y aumentar la conciencia de nuestro propio cuerpo. No importa qué técnica de relajación elijamos. Lo importante es que intentemos practicar la relajación con regularidad para aprovechar sus beneficios al máximo.

Los **tipos** de técnicas de relajación incluyen:

- **Relajación autógena.** Autógeno significa algo que proviene de nuestro interior. En esta técnica de relajación, se utilizan imágenes visuales y conciencia corporal para reducir el estrés.

  Repetir palabras o sugerencias en nuestra mente puede ayudarnos a relajarnos y reducir la tensión muscular. Por ejemplo, podemos imaginar un entorno muy cálido y agradable y luego concentrarnos en una respiración controlada y relajante, disminuir nuestro ritmo cardíaco o sentir diferentes sensaciones físicas, como relajar cada brazo o pierna por separado.

•**Relajación muscular progresiva.** En esta técnica de relajación nos concentramos en estirar o tensar lentamente y luego relajar cada grupo de músculos de nuestro cuerpo.

Esto puede ayudarnos a concentrarnos en la diferencia entre la tensión muscular y la relajación, lo que nos hace ser mucho más conscientes de las sensaciones físicas.

En un método de relajación muscular progresiva, se comienza tensando y relajando los músculos de los dedos de los pies y avanzando lenta y progresivamente hasta el cuello y la cabeza. También se puede comenzar con la cabeza y el cuello y avanzar hasta los dedos de los pies. Lo importante es tensar los músculos durante unos cinco segundos y luego relajarse durante 30 segundos e ir repitiendo esta sucesión.

• **Visualización.** Con esta técnica de relajación se forman imágenes mentales para emprender un viaje visual a un lugar o situación pacífica y tranquila.

Para relajarnos usando la visualización, debemos incorporar tantos sentidos como podamos, incluidos el olfato, la vista, el oído y el tacto. Si imaginamos estar relajados en el océano, por ejemplo, pensar en el olor del agua salada, el sonido de las olas rompiendo y el calor del sol en su cuerpo es de gran ayuda.

Es muy útil cerrar los ojos, sentarse en un lugar tranquilo, aflojar la ropa ajustada y concentrarse en la propia respiración, tratar de concentrarse en el presente y tener pensamientos positivos.

Las técnicas de relajación requieren práctica. A medida que las vamos aprendiendo, podremos ser más conscientes de la tensión muscular y otras sensaciones físicas que provoca el estrés. Una vez que sepamos cómo dar respuesta al estrés, podemos hacer un esfuerzo consciente para practicar una técnica de relajación en el momento en que comencemos a sentir los síntomas del estrés. Esto puede evitar que el estrés aumente en exceso y no podamos controlarlo.

Las técnicas de relajación son habilidades, y al igual que ocurre que con cualquier destreza, nuestra capacidad para relajarnos va mejorando poco a poco con la práctica. Es importante que tengamos grandes dosis de paciencia con nosotros mismos, pero es más importante aún que no permitamos que nuestro esfuerzo por practicar técnicas de relajación se convierta en otro factor estresante.

Si una técnica de relajación no nos funciona, debemos probar con otra. Si ninguno de sus esfuerzos para reducir el estrés parece funcionar al cabo de un tiempo, entonces será necesario hablar con un profesional especializado sobre otras opciones o podemos también intentar alguna de estas **otras alternativas:**

- Respiración profunda.
- Masaje.
- Meditación.
- Taichí.
- Yoga.
- Biorretroalimentación.
- Terapia de música y arte.
- Aromaterapia.
- Hidroterapia.

EN RESUMEN

El estrés postraumático (TEPT) surge por haber sufrido un evento traumático que, con respecto al COVID-19, puede darse en personal sanitario que ha presenciado el sufrimiento y la muerte o en cualquier persona que haya enfermado o sufrido la pérdida de un familiar, etc.

El TEPT, como hemos señalado anteriormente, puede causar un estrés significativo en nuestras vidas. Sin embargo, padecer este trastorno no significa que no podamos volver a un estilo de vida más apacible y llevadero aplicando alguna de estas técnicas o la combinación de varias de ellas.

SÍNDROME DE *BURNOUT*

Levantarnos cada mañana con las noticias desalentadoras que nos inundaban en los informativos o en las redes sociales ha creado en todos nosotros una incertidumbre y un desasosiego general, tal vez en niveles por encima de lo esperado.

Pero además si a esta **sensación de alarma** por las noticias que llevamos ya presenciando mucho tiempo le sumamos problemas en el ámbito laboral, que con tanta frecuencia se están dando en estos días de crisis también económica, el resultado puede ser muy nocivo para nuestra salud mental. Más allá de los muy preocupantes y muy extendidos despidos, recortes de personal y salarios y expedientes de regulación temporal de empleo (ERTE), la salud en el ámbito laboral se ha visto gravemente afectada.

Los datos apuntan a que las bajas laborales se han disparado durante la pandemia y la mortalidad laboral en los empleos más expuestos al virus ha aumentado a niveles sin precedentes, a pesar de la fuerte bajada de la actividad económica y las medidas de seguridad (a veces insuficientes) y restricciones. Hay que tener en cuenta que no es lo mismo vivir el confinamiento en casa que vivirlo yendo a trabajar cada día a un supermercado, por ejemplo, con el peligro que conlleva.

Más preocupante aún es el caso del personal sanitario y el personal de limpieza de hospitales y edificios dedicados a la salud, que a pesar de haber sentido el apoyo y la gratitud de miles de personas por su trabajo en los primeros meses de la pandemia, han sufrido y sufren **fatiga pandémica,** una sensación de agotamiento muy real como resultado del impacto del COVID-19 en sus centros laborales, a lo que se une el temor a enfermar tras demasiado tiempo viviendo en un escenario de miedo, incertidumbre, muertes y duelos realmente agotador.

Es evidente que el personal del entorno sanitario es el que tiene mayor riesgo de sufrir trastornos emocionales a consecuencia del trabajo desarrollado en esta pandemia, y en especial el de las UCI, que han estado en primera línea viendo las muertes diarias y teniendo que dar las malas noticias a los familiares de los afectados y víctimas del virus.

1. ¿QUÉ ES EL SÍNDROME DE *BURNOUT?*

El síndrome de *burnout,* a veces traducido como el síndrome de «estar quemado», puede afectar a cualquiera, y en el contexto actual lo asociamos al de **fatiga pandémica,** ya que es una alteración psicológica ligada al contexto del trabajo y que puede desembocar en un trastorno debido a sus efectos dañinos en la calidad de vida, ya que produce un desgaste y un agotamiento físico y emocional provocado por un estrés continuo y acumulativo que ha crecido enormemente en los hospitales y empresas a causa de la pandemia. De hecho, las consultoras de recursos humanos se han visto obligadas en los últimos meses a crear proyectos de bienestar laboral para mejorar la salud mental de las plantillas de trabajadores, y los miembros de estos departamentos han impulsado proyectos por los que muchas grandes empresas han tenido que crear servicios de apoyo psicológico para sus empleados.

Este **malestar laboral** o síndrome de *burnout* fue descrito por primera vez a finales de los años 60, analizando el extraño comportamiento que presentaban algunos funcionarios públicos de aquella época. Lo que llamó la atención fue que estos funcionarios mostraban un cuadro de síntomas concreto. Este trastorno presenta características propias de otros trastornos del estado de ánimo, como la depresión y la ansiedad.

Posteriormente, en los años 80, un par de psicólogas norteamericanas, Christina Maslach y Susan Jackson, lo entendieron como un síndrome de cansancio emocional, despersonalización, y una menor autoestima y satisfacción en el personal que trabaja en contacto con clientes y usuarios, y desde aquella década, los investigadores no han dejado de interesarse por este creciente fenómeno. Pero no fue hasta finales de los 90 cuando empezó a crearse cierto consenso sobre sus causas y consecuencias para dar respuesta a las estrategias y técnicas de intervención que son necesarias para prevenirlo, minimizarlo y poder tratarlo.

A pesar de que actualmente este trastorno no aparece en los principales manuales de diagnósticos de psicopatologías, cada vez existen más evidencias de que las características de este fenómeno pueden ser usadas para conceder un perfil propio a esta alteración, como una psicopatología separada de la depresión y de otros trastornos.

El síndrome se puede entender como la consecuencia extrema que causa el **estrés crónico,** originado en el ámbito de trabajo y que conlleva repercusiones de índole individual, pero también, lógicamente, termina afectando a las relaciones sociales y a la organización del ámbito profesional concreto.

A día de hoy, todavía existen diversas interpretaciones sobre el tipo de intervención más apropiado a la hora de corregirlo, a pesar de los avances desarrollados por la investigación en algunos campos específicos.

Hay quien afirma que se debe tratar de forma individual, acentuando la acción psicológica, pero al mismo tiempo también hay quien mantiene que la solución debe ser más bien de tipo social u organizacional, analizando las condiciones de trabajo y otros factores. Posiblemente, estas discrepancias se deben a diferencias de tipo cultural o ideológico.

De hecho, en cuanto a las diferencias culturales, los estudios al respecto de la psicóloga Maslach encontraron que existen ciertas diferencias importantes en el perfil americano y el perfil europeo. Los europeos muestran niveles más bajos de agotamiento laboral y más sensaciones de lo que denomina «cinismo en el trabajo».

Pero lo que es cierto es que independientemente del origen y la cultura de la persona, hay ciertos aspectos que se deben conocer para poder actuar a tiempo y prevenirlo, o una vez empezado, corregirlo.

En este capítulo vamos a analizar algunas claves sobre este fenómeno que casi todos hemos vivido alguna vez, ya sea como protagonistas o como afectados, con el fin de ayudarnos a enfrentar un problema de estas características e instaurar medidas para impedir que llegue a afectar a nuestra salud y a la de nuestros allegados.

2. SÍNTOMAS

Las personas que pueden ser más propensas y que tienen mayor riesgo de experimentar el síndrome de *burnout* son aquellas en las que se pueden apreciar uno o varios de estos **síntomas:**

- **«Se lleva el trabajo a casa».** Le preocupan tanto algunos asuntos de su labor como empleado que no consigue crear un equilibrio entre la vida laboral y la vida personal fuera del entorno laboral.

- **No sabe delegar** tareas, piensa que las cosas solo están bien hechas cuando las hace él mismo.

- Llega incluso al punto de **asumir tareas** y funciones que no corresponden a su cargo.

- Trabaja en empleos relacionados con actividades laborales que vinculan su trabajo y sus servicios directamente con los **clientes o pacientes,** llegando a situaciones particularmente exigentes y/o estresantes.

- Lleva a cabo la **profesión** de médico, enfermero, auxiliar de enfermería, celador, consultor, trabajador social, maestro, vendedor puerta a puerta, encuestador o alguna otra profesión en la que sus acciones repercuten directamente en las personas con las que trata día a día, a los que ve personalmente cara a cara.

- Siente que tiene poco o **ningún control** sobre muchos aspectos de su trabajo o de su entorno.

- Su trabajo tiene muchos **sobresaltos y tensiones.**

3. FACTORES A TENER EN CUENTA

En cualquier caso, trabajemos en el ámbito que trabajemos, todos podemos sufrir este estrés acumulativo a pesar de no ser personal de alto riesgo, por lo que debemos plantearnos los siguientes **factores:**

- Estimar si nos falta la **energía** para ser lo suficientemente productivos.

- Considerar si nos falta **satisfacción** cuando se producen logros.

- Analizar si nuestros hábitos de **sueño o apetito** están cambiando.

- Estimar si estamos consumiendo **comida** en exceso.

- Cuestionarnos si nos sentimos más **irritables** con los compañeros de trabajo.

- Pensar si tenemos menos **paciencia** con los pacientes o clientes.

- Juzgar si estamos consumiendo **drogas o alcohol** para sentirnos mejor.

- Cuestionarnos si nos sentimos **desilusionados** con el trabajo.

- Conceptuar si tenemos **dolores de cabeza** inexplicables, dolor de cuello o espalda o algún otro problema físico.

- Analizar si nos hemos vuelto demasiado **críticos o negativos** en el trabajo o incluso fuera de nuestro entorno laboral.

- Pensar con qué **estado de ánimo** acudimos cada día a nuestro puesto.

- Reflexionar sobre si una vez que estamos en el **trabajo,** nos cuesta comenzar a desarrollarlo.

Cuando obtenemos una respuesta positiva en varias de estas cuestiones, debemos consultar a un médico o profesional de salud mental, pues algunos de estos síntomas también pueden indicar otros problemas de salud, como un trastorno de la tiroides o una depresión.

Uno de los principales síntomas del síndrome de *burnout* es el agotamiento emocional, el **desgaste profesional** que lleva a la persona a un agotamiento psíquico y fisiológico. Conlleva una pérdida de energía y una fatiga a nivel físico y psíquico. El **agotamiento emocional** se produce al tener que realizar unas funciones laborales diariamente en condiciones no deseadas y atendiendo a otras personas.

Se produce, además, con estas personas a las que hay que atender o asistir una **despersonalización,** es decir, se originan actitudes negativas en relación con los usuarios, pacientes o clientes, se da un incremento de la irritabilidad, y una notoria pérdida de motivación. El endurecimiento de las relaciones con los demás puede llegar incluso a la deshumanización en el trato, sin importar la persona con la que se interactúa, descargando en ella la frustración y resignación acumulada.

Otro síntoma común es la **disminución de la autoestima** personal, la frustración de expectativas y un preocupante aumento en las manifestaciones de estrés a nivel fisiológico, cognitivo y comportamiento.

El agotamiento producido por causas laborales presente en el síndrome de *burnout* puede ser el resultado de varios factores y puede presentarse normalmente tanto a nivel individual, lo que afecta a la propia tolerancia, al nivel de estrés, a la frustración, etc., como a nivel organizacional, en referencia a las deficiencias del puesto, a un mal ambiente laboral, a la falta de buen liderazgo de los superiores, etc.

4. LAS CAUSAS MÁS COMUNES

Entre las causas más comunes del síndrome de *burnout* se encuentran la falta de **control** y la incapacidad de influir en las decisiones que afectan al trabajo propio, como el horario, las misiones o la carga de trabajo, lo que podría conducir al agotamiento.

También son determinantes para desarrollar este síndrome las **expectativas** laborales poco claras, que se producen cuando no estamos seguros sobre el grado de autoridad que tenemos o que posee nuestro supervisor ni tampoco tenemos una idea clara de lo que se espera de nosotros.

Trabajar con una **persona conflictiva** que interfiere en nuestro trabajo sin buena intención es otra de las causas del *burnout,* porque en esa situación la dinámica laboral se vuelve disfuncional, y nos podemos llegar a sentir menospreciados por los compañeros o pensar que los superiores no prestan suficiente atención a nuestro trabajo.

Otro factor desencadenante de este síntoma puede darse cuando nuestro trabajo no se ajusta a nuestros intereses o a nuestras habilidades, lo que con el tiempo se vuelve cada vez más estresante.

También cuando el trabajo es demasiado **monótono** y nos hundimos y desanimamos constantemente o, por el contrario, cuando es excesivamente caótico y necesitamos energía constante para permanecer centrados se llega a altos niveles de fatiga y al agotamiento físico y psíquico.

Por último, si nos sentimos aislados en el trabajo e incomprendidos en lo laboral o lo personal, también acabaremos por sentirnos más estresados.

5. CONSECUENCIAS
Si nuestro trabajo exige gran parte de nuestro tiempo y esfuerzo y no tenemos suficientes momentos para estar con la familia o amigos, también acabaremos sufriendo las consecuencias.

Ignorar o no tratar el *burnout* puede tener **consecuencias** significativas como estas:

- Estrés excesivo.
- Presencia o aparición de fatiga.
- Frecuentes cambios de humor.
- Irritabilidad e irascibilidad.
- Insomnio y otros trastornos del sueño.
- Desbordamiento negativo en las relaciones personales y familiares.
- Depresión.
- Ansiedad.
- Consumo desmedido de alcohol o abuso de sustancias tóxicas.

- Deterioro cardiovascular.
- Subida de niveles de colesterol alto.
- Diabetes, en mayor número en algunas mujeres.
- Riesgo de infarto cerebral.
- Riesgo de obesidad.
- Vulnerabilidad a las enfermedades.
- Aparición de úlceras y similares.
- Pérdida de peso.
- Dolores musculares.
- Pérdida del deseo sexual.
- Problemas de índole sexual, como eyaculación precoz no crónica, entre otros.
- Migrañas.
- Pérdida del apetito.
- Desórdenes gastrointestinales.
- Alergias.
- Brotes de asma.
- Alteraciones en los ciclos menstruales.

6. PROBLEMAS DE SUEÑO

La afección más habitual relacionada con el síndrome de *burnout*, y especialmente durante la pandemia, ha sido el insomnio, que ha afectado a personas de todo el mundo desde que comenzó el confinamiento en marzo de 2020.

En Reino Unido, un estudio realizado en agosto de 2020 de la Universidad de Southampton, mostró que la cantidad de personas que experimentan insomnio aumentó de una de cada seis a una de cada cuatro, con más problemas de sueño entre las madres y los trabajadores esenciales.

En Estados Unidos otro estudio confirmó otro dato muy preocupante: más del 70 % de los estudiantes de secundaria duermen menos de ocho horas durante la semana.

En China, las tasas de insomnio aumentaron al 20 % durante el confinamiento más estricto.

En Italia se observó una «prevalencia alarmante» de insomnio clínico, y en Grecia casi el 40 % de los encuestados en un estudio de mayo de 2020 demostraron tener insomnio.

La incidencia de los trastornos del sueño tras la pandemia es tal que en 2020 y 2021 la palabra «insomnio» fue buscada en Google más que nunca anteriormente.

Una vez superado el primer año de pandemia y los meses de confinamiento, cuando el distanciamiento social ha sacudido nuestras rutinas diarias y borrado los límites de la vida laboral para todas las personas que teletrabajan, además, nos ha traído una incertidumbre inédita y constante, y las consecuencias para el sueño son desastrosas.

Lo cierto es que la mayoría de las personas ocasionalmente experimentan problemas para dormir debido al estrés, a los horarios desordenados y otras influencias externas. Sin embargo, cuando estos problemas comienzan a ocurrir de manera regular, como ha pasado desde la llegada del COVID-19, pueden indicar un trastorno del sueño más serio.

La falta de sueño o el sueño de mala calidad puede tener un impacto negativo en la energía, el estado de ánimo, la concentración y la salud en general.

En algunos casos, los trastornos del sueño pueden ser un síntoma de otra afección médica o de salud mental. Cuando los trastornos del sueño no son causados por otra afección, el tratamiento normalmente implica una combinación de procedimientos médicos y cambios en el estilo de vida.

El **insomnio** se refiere a la incapacidad para conciliar el sueño o permanecer dormido. Puede ser causado por el desfase horario, el estrés y la ansiedad, las hormonas o problemas digestivos. El estrés y la ansiedad suelen tener un impacto muy negativo en la calidad del sueño.

El tratamiento para los trastornos del sueño puede variar según el tipo y la causa subyacente. Generalmente incluye una combinación de **tratamientos médicos** y cambios en el estilo de vida, aunque también puede incluir:

- Somníferos.
- Suplementos de melatonina.
- Dispositivo de respiración o cirugía (generalmente para la apnea del sueño).
- Un protector dental para evitar el bruxismo.

7. CÓMO MEJORAR LOS PROBLEMAS DE SUEÑO

Los ajustes en el estilo de vida pueden mejorar en gran medida la calidad del sueño, especialmente cuando se realizan junto con tratamientos médicos. Algunos de los cambios que podemos considerar son:

- Incorporar más verduras y pescado a la dieta.
- Reducir la ingesta de azúcar.
- Reducir el estrés y la ansiedad haciendo ejercicio físico.
- Beber menos agua en las dos últimas horas antes de acostarnos.
- Limitar el consumo de cafeína, especialmente por la tarde o la noche.
- Disminuir el consumo de tabaco y alcohol.
- Cenar alimentos más bajos en carbohidratos.
- Ceñirnos a un horario más regular.

Esta última medida referida a mantener un **horario regular,** es decir, acostarnos y despertarnos todos los días a la misma hora, también puede mejorar significativamente la calidad de nuestro sueño. Caer en la tentación de acostarnos mucho más tarde los fines de semana y dormir hasta tarde las mañanas de sábados y domingos puede hacer que sea más difícil despertarse y conciliar el sueño durante los días laborales.

Los efectos de los trastornos del sueño pueden ser tan perturbadores que nos hagan sentir la necesidad de un alivio inmediato, pero desafortunadamente este tipo de trastornos suele tardar en resolverse. Aun así, si seguimos un plan de tratamiento, podemos encontrar la manera de dormir mejor.

8. CÓMO SOLUCIONAR EL SÍNDROME DE *BURNOUT*

Si pensamos que podemos estar experimentando *burnout,* no debemos ignorar bajo ningún concepto los síntomas. Hemos de consultar con nuestro médico o con un profesional en salud mental para identificar o descartar la existencia de condiciones de salud subyacentes que estén causando algunos síntomas en el organismo o estado de ánimo.

Si nos sentimos altamente preocupados por problemas en el trabajo, tenemos que adoptar medidas urgentes. Para comenzar hay que administrar los factores estresantes que contribuyen al agotamiento psíquico. Una vez que hayamos identificado lo que está alimentando los síntomas de *burnout*, debemos intentar hacer un plan para resolver los problemas, para administrar las tareas que nos provocan más estrés y para ir resolviendo lo que nos está causando mayor malestar.

Con esta finalidad, debemos evaluar nuestras opciones. Por ejemplo, discutir nuestras mayores preocupaciones con nuestro supervisor o jefe, intentar trabajar juntos para una mejor organización, para cambiar las expectativas o para llegar a compromisos y soluciones.

Tenemos también que controlar nuestra **actitud.** Si nos hemos estamos haciendo peores personas en el trabajo a causa de nuestro malestar, debemos tener en cuenta las formas para mejorar nuestra perspectiva. Es muy útil para este fin repensar y volver a descubrir los aspectos más agradables de nuestras funciones en el puesto que desempeñamos. Debemos intentar establecer relaciones positivas con los compañeros para lograr mejores resultados. Y, por otra parte, hemos de realizar **descansos cortos** a lo largo de todo el día e intentar pasar algo de tiempo fuera del entorno laboral.

Es importante también **buscar apoyo,** ya sea con los compañeros de trabajo, con los amigos, con los seres queridos u otras personas. El apoyo y la colaboración pueden ayudar a lidiar con el estrés laboral y la sensación de agotamiento. Y si tenemos acceso o la posibilidad de realizar un programa de asistencia para empleados, es recomendable aprovechar los servicios disponibles.

Hagamos, además, una **evaluación** de nuestros intereses, habilidades y pasiones. Una evaluación honesta puede ayudarnos a plantearnos un cambio a un puesto menos exigente o que se ajustase mejor a nuestros intereses o valores fundamentales.

La **actividad física** regular como caminar, correr o montar en bicicleta puede ayudarnos a controlar mejor el estrés. También es recomendable desconectar fuera del trabajo y reservar momentos para realizar actividades que nos reporten bienestar.

En resumen, lo recomendable es mantener una mente abierta mientras consideramos las opciones con las que podríamos mejorar nuestras condiciones laborales, y por supuesto, si sentimos que estamos sufriendo este síndrome, debemos intentar adoptar medidas para solucionarlo lo antes posible.

Pero también es importante no hacer del problema algo más grave de lo que es confundiendo el síndrome de *burnout* con una enfermedad más severa que podría estar afectándonos. Y es que resulta que no lo es; únicamente se trata de un **trastorno transitorio** que se debe tratar para que no termine ocasionando problemas más graves.

Para las personas que sufren el síndrome de *burnout,* la **técnica *mindfulness*** está altamente recomendada. De origen budista, esta técnica, que en español es conocida como atención plena, es una práctica preventiva a través de ejercicios mentales cuyo objetivo es fijar la atención en el momento presente para sentir las cosas tal y como están sucediendo, sin pretender ejercer ningún control sobre ellas, y sin juzgarlas tampoco.

Con la práctica del *mindfulness* se logra aumentar la autoconciencia, reducir los síntomas físicos y psicológicos que padecemos como consecuencia del estrés y, por lo tanto, aumentar considerablemente el bienestar general.

Según los sabios orientales, el secreto está en aprender a frenar el ritmo para lograr aislarnos de todo y del todo y disfrutar al máximo del momento presente que nos toca vivir. En definitiva, se trata de dejar a un lado el estrés.

Tenemos demasiadas responsabilidades, tareas y compromisos, y cuando por fin disponemos de tiempo libre, siempre buscamos una nueva actividad para ocupar ese espacio en lugar de dedicarlo a descansar y a nosotros mismos. Estar siempre tan ocupados tiene **consecuencias negativas** y nocivas para nuestra salud, como, por ejemplo, las siguientes:

- Insomnio.
- Irritabilidad.
- Tensión muscular.
- Problemas estomacales.
- Dolores de cabeza.

Con esta técnica de orígenes antiguos reducimos el estrés, ya que está comprobado que es factible reducir la segregación de cortisol, la hormona que generamos en situaciones de estrés. Logramos también mejorar la perspectiva de nuestro día a día, analizándolo de manera más positiva, objetiva y eficaz.

Algunas personas apuntan que nos hace mejores personas, porque al ser más conscientes de nosotros mismos, acabamos siendo menos críticos y exigentes con los demás, y desarrollamos nuestro lado más amable y afectivo.

Está demostrado que esta técnica puede, con toda nuestra atención puesta en ella, ayudar a tratar algunos problemas comunes de salud mental. Por ejemplo, puede ayudar a controlar la depresión, algunos problemas de ansiedad y los sentimientos de estrés.

También se han desarrollado terapias parcialmente estructuradas basadas en la atención plena para tratar problemas más complejos de salud mental, como la esquizofrenia o el trastorno bipolar, pero aún no se ha demostrado su eficacia en estos casos tan severos.

En el caso de la ansiedad social, no es recomendable esta técnica, ya que hay alguna evidencia de que la atención plena podría ser contraproducente y empeorar sus síntomas en lugar de mejorarlos.

En cualquier caso, es importante hablar con el médico para saber qué tipo de tratamientos podrían ser más adecuados para nosotros.

9. *MINDFULNESS* O ATENCIÓN PLENA

La atención plena ayuda con algunos problemas de salud mental, pero en ningún caso es una cura ni un tratamiento único.

Para empezar, se puede practicar el *mindfulness* atravesando las **tres fases** de la Atención Consciente:

- Conciencia situacional.
- Conciencia de la acción.
- Conciencia corporal.

Los profesionales sanitarios son, y especialmente en este contexto pandémico, de las personas que más sufren los efectos del estrés laboral continuado, pero desgraciadamente no son una excepción; muchos otros profesionales, debido a la naturaleza de su trabajo o a la forma en que lo enfocan, también pueden sufrir este estrés.

El *mindfulness* es una de las estrategias que se ha mostrado con mayor eficacia a la hora de prevenir los efectos del **estrés continuado** y conlleva múltiples beneficios para la salud mental y física.

Numerosos estudios muestran que la práctica del *mindfulness* mejora la autoconsciencia y, por tanto, ayuda a mejorar el **autoconocimiento.** Esto nos lleva a un superior reconocimiento de las emociones, tanto de las propias como de las ajenas, lo cual deriva en una mejor gestión de las relaciones interpersonales. Nos hace mejores personas, menos irracionalmente exigentes y más amables con los que nos rodean y con nosotros mismos.

Además algunos estudios sobre esta técnica sugieren que puede potenciar la creatividad en las personas que la practican.

Al llevar nuestra mente a un estado de calma, el *mindfulness* nos ayuda a mejorar nuestra creatividad y a que nuevas ideas tengan más espacio en nuestra actividad mental. Desplazamos las emociones negativas, como las preocupaciones, y es posible que al estar centrados en el momento actual nos sintamos más creativos.

Otro de sus beneficios es la mejora de la **concentración.** A través de la atención plena favorecemos la concentración en un solo punto. Esta capacidad se generaliza a todo aquello que la persona se proponga hacer, ya sean tareas complicadas o sencillas.

La práctica continuada de *mindfulness* lleva al organismo a un estado de relajación y ayuda a alejar las preocupaciones. Esto se ve reflejado en un menor nivel de activación cortical, que lleva a su vez a un estado favorable para incitar al sueño y mejorar su calidad y duración.

Quizá el efecto más estudiado y apreciado por el que la técnica de *mindfulness* se practica cada vez más es que algunas personas argumentan que favorece el autocontrol de la ansiedad. Como ya sabemos, el estrés puede causar hipertensión, llevar a problemas cardíacos, enfermedades coronarias, trastornos del estado de ánimo, ansiedad, etc. Esta técnica ayuda a combatirlo porque nos lleva a un estado de calma, serenidad y claridad mental y ayuda a detectar el estrés y la ansiedad en sus primeras fases.

Existen una gran variedad de situaciones en las que podemos ponernos a practicar el *mindfulness*, dado que no existe una sola forma única y exclusiva de hacerlo, sino que se han desarrollado varias versiones alternativas de esta práctica con buenos resultados.

A continuación veremos una iniciación básica de la **práctica** de la atención plena. Lo primero es localizar un lugar tranquilo y lo más silencioso posible. Esto es esencial, sobre todo al principio, cuando aún no dominamos la técnica. Debemos elegir un **entorno** donde realmente nos podamos relajar. Gran parte de esta técnica se basa en saber escoger los ambientes que faciliten llevar a cabo el procedimiento. Lo ideal es un lugar apacible, sin muchos estímulos que nos vayan a distraer, sin muchos ruidos. Los entornos naturales donde hay mucha vegetación y naturaleza son propicios, ya que un lugar así difícilmente nos recordará nuestras obligaciones, responsabilidades o los motivos que nos generan estrés.

Tenemos que sentarnos con la espalda lo más recta posible. Algunas personas siempre practican *mindfulness* sentadas en la **posición del loto,** a la manera de los monjes budistas, pero no es una postura obligatoria ni tampoco necesaria y además no resulta cómoda a todas las personas. Lo que sí es recomendable es sentarse de alguna manera que la que la espalda quede recta, ya que de este modo evitaremos las temidas tensiones musculares y otras dolencias innecesarias.

Realizaremos **ejercicios de respiración controlada,** ya que son una buena ayuda para empezar a practicar *mindfulness,* un paso que con el tiempo y la práctica será totalmente prescindible. Su función es doble: las respiraciones muy profundas y contenidas nos van a ayudar a oxigenar nuestro cuerpo y a relajarnos; además, nos permiten empezar a focalizar la atención en algo concreto, de una manera lenta y sostenida, algo que será muy útil.

Ahora debemos mantenernos centrados en lo que está pasando en nuestro cuerpo. En primer lugar, cerraremos los ojos. En esta fase el único paso que hay que realizar es **focalizar la atención** sobre aquellos pequeños hechos que podemos notar que ocurren en nuestro cuerpo, uno detrás de otro y dedicando a cada uno de ellos, aproximadamente, medio minuto. Por ejemplo, podemos dirigir la atención a pequeñas palpitaciones que sentimos en el cuello, o a los sutiles movimientos de los ojos dentro de las cuencas, pero debemos hacerlo sin forzar, sin que esos movimientos sean voluntarios. Hemos de realizar estos ejercicios al menos con unos seis elementos que podamos notar. De esta manera estaremos gestionando nuestro foco de atención para dirigirlo a estímulos simples, sin que nada más reclame nuestra atención por muy importante o urgente que nos pudiese parecer hace una hora.

A continuación, debemos dirigir nuestro foco de atención de los estímulos corporales a las experiencias vitales de un carácter más abstracto. La idea es intentar pensar en ellas tal y como lo haría una persona ajena que no estuviera implicada en esos asuntos. Tenemos que intentar no juzgar, no hacer valoraciones, solo pensar en ello como algo que forma parte de nuestra realidad.

Debemos dedicar a cada hecho o experiencia el **tiempo** que le corresponde, según el grado de importancia que le hemos concedido anteriormente, según cuánto nos ha llegado a angustiar, preocupar, etc. Esta es la parte fundamental del *mindfulness,* dado que nos ayuda a afrontar vivencias de una forma más agradable, positiva y beneficiosa.

Para terminar el ejercicio volvemos a la **respiración profunda,** de un modo ritualizado, para marcar el final.

EN RESUMEN

El síndrome de *burnout* afecta a trabajadores cuyo empleo ofrece servicios y trato directo con otras personas. El COVID-19 ha puesto en jaque al personal sanitario y a otros trabajadores, por lo que se impone conocer los síntomas, causas y consecuencias, así como las posibles soluciones.

Los programas de entrenamiento en *mindfulness* están basados en el trabajo individual y en la intervención psicológica. Con el *mindfulness*, además de reducir los niveles de ansiedad, podemos adquirir la capacidad para mejorar nuestra gestión emocional en una amplia variedad de contextos, no solo en el laboral, sino también en procesos de duelo, problemas de pareja, conflictos con los hijos, etc. De ahí que esta técnica sea una herramienta tan útil para problemas como el *burnout,* y también para muchísimos otros.

PROTECCIÓN FÍSICA, ADEMÁS DE MENTAL: LAS VACUNAS

En momentos anteriores de nuestra historia los procesos de vacunación han logrado acabar con patologías tan importantes como como la viruela o la peste bovina. Otras enfermedades aún están en proceso de ser eliminadas en todo el mundo, y el esfuerzo científico por el desarrollo de una vacuna es clave en la lucha contra la enfermedad.

Los síntomas de la viruela eran fiebre alta, fatiga y dolor de espalda intenso y, en ocasiones, dolor abdominal y vómitos, una enfermedad muy contagiosa y aguda, causada por el virus *variola*, que también se caracterizó por la incesante erupción de pústulas por todo el cuerpo. Millones de personas fallecieron a causa de esta patología, que se cree que pudo haber existido durante 3000 años y que se transmitía por el contacto cercano entre personas a través de gotitas infecciosas. Solo en el siglo XX se produjeron entre 300 y 500 millones de muertes debidas a la viruela, considerada letal en aproximadamente el 30% de los casos.

Por estas razones, la Organización Mundial de la Salud (OMS) lanzó en 1967 un plan definitivo para erradicarla a través de la vacuna que el médico británico Edward Jenner había logrado en 1796 y que llevaba desde entonces administrándose. A mediados del siglo XX, la vacunación terminó siendo global y el último caso natural conocido se produjo en Somalia en 1977.

Al principio, como en tantas otras ocasiones, hubo mucha reticencia a la vacunación. Llevar la vacuna a los destinos más remotos supuso un gran reto logístico, pero poco a poco se fue extendiendo y aunque se tardó más de un siglo, se logró erradicar la viruela. El 9 de diciembre de 1979, la OMS declaró el fin de esta patología infecciosa humana, que fue la primera, y hasta ahora la única humana, que se ha logrado erradicar gracias a la inmunización de toda la población mundial. La vacunación se suspendió después de la erradicación.

La inmunidad de una vacuna persiste cuatro décadas, según algunos investigadores, pero no se sabe exactamente cuánto tiempo más. Se supone que la vacuna de la viruela ha proporcionado inmunidad de por vida a la mayoría de las personas que fueron vacunadas.

A pesar de que se han producido otros intentos de erradicación de otras enfermedades, es decir, el control y la eliminación en todo el mundo sin excepciones, solo han sido eliminadas con éxito a través de la vacunación la viruela y la peste bovina. Esta última se convirtió en la primera de las enfermedades animales que logró ser erradicada en la historia. Su fin fue declarado en 2011 por la Organización de las Naciones Unidas para la Alimentación y la Agricultura, FAO, por sus siglas en inglés y la Organización Mundial de Sanidad Animal, OIE, también por sus siglas en inglés, tras 20 años de campaña mundial para acabar con esta patología viral que atacaba al ganado.

Aunque la peste bovina no infectó a los humanos, sí provocó escasez de alimentos a lo largo de los siglos. Su final no solo supuso un reconocimiento a la comunidad científica, que emprendió programas de vacunación globales y fuertes medidas de control del virus, sino también a la cooperación y coordinación internacionales.

La erradicación de la viruela y la peste bovina demostraron que la vacunación es una herramienta más que poderosa contra la irrupción de enfermedades infecciosas. En ese sentido, la experiencia adquirida con la vacunación de la viruela y los proyectos internacionales que se desarrollaron por aquel entonces están permitiendo que se intente acabar con otras muchas patologías.

En la actualidad se está trabajando en la erradicación de la enfermedad de la poliomielitis, cuyo virus se multiplica en el intestino y afecta al sistema nervioso, llegando a provocar parálisis, sobre todo a los niños menores de cinco años que se contagian por vía oral o fecal.

En 1988 se lanzó la Iniciativa Mundial de Erradicación de la Polio tras la adopción de la importante resolución por la Asamblea Mundial de la Salud. Encabezada por los gobiernos nacionales, la OMS, UNICEF y otros organismos como la Alianza de Vacunas, la respuesta a la enfermedad dio sus frutos y los casos de poliovirus infantil disminuyeron en más del 99 % desde finales de los años 80, es decir, que pasaron de 350 000 casos en más de 125 países endémicos a 175 casos notificados en 2019, todo ello gracias a las vacunas y su inoculación extendida.

Así se logró poner fin a dos de las cepas entre 1999 y 2012. Desde este año no se ha notificado ningún caso. Las dos cepas se consideran erradicadas a escala mundial, pero en la actualidad, solo una de las cepas, el poliovirus salvaje tipo 1, sigue afectando a Pakistán y Afganistán. Según la OMS, las estrategias para la erradicación de la poliomielitis funcionan cuando se aplican plenamente, como ha quedado demostrado en 2011 en India, el lugar más desafiante desde el punto de vista técnico.

A pesar de todo, la vacunación se ha topado con graves obstáculos. Las dificultades socioculturales en algunos países donde se rechazaba la medicación y se atacaba a los sanitarios, las complicaciones añadidas de países empobrecidos del África subsahariana y la movilidad o migración de las personas en tiempos de guerra han provocado su reaparición en ciertas naciones.

En la lucha contra el virus COVID-19 las vacunas son una herramienta fundamental, pero debido a que muchas infecciones son asintomáticas o levemente sintomáticas y no se llegan a identificar, el control seguirá siendo un desafío y existe la necesidad de terapias y pruebas estratégicas sólidas.

A medida que continúa la crisis del COVID-19, la Organización Mundial de la Salud aconseja seguir tomando todas las medidas necesarias para evitar que el virus se siga propagando y cause más muertes.

Los expertos coinciden en que las vacunas obtenidas sí protegen contra los casos más graves de la enfermedad, sin embargo, al tratarse de un virus respiratorio, no está claro aún si las vacunas permiten por el momento la no transmisión del virus, incluso si el contagio del individuo que lo propaga es impedido por la vacuna.

1. ¿CÓMO FUNCIONA LA INMUNIZACIÓN?

Las vacunas salvan millones de vidas cada año. Funcionan entrenando y preparando las defensas naturales del cuerpo (es decir, el sistema inmunológico) para reconocer y combatir los virus y bacterias a los que atacan. Después de la vacunación, si el cuerpo se expone posteriormente a los gérmenes que causan enfermedades, está preparado para destruirlos y prevenir la enfermedad. Muchos organismos, científicos e instituciones de todos los países han estado trabajando duramente en la respuesta a esta pandemia, rastreando el virus y sus contagios, distribuyendo suministros médicos vitales a los más necesitados y luchando para desarrollar y desplegar vacunas seguras y efectivas por todo el mundo.

La vacunación es doblemente importante, ya que protege directamente a cada persona vacunada, pero también protege de forma indirecta al resto de la población. Cuantas más personas se vayan inmunizando, menor probabilidad habrá de que el resto (en particular, los más vulnerables a padecer la enfermedad grave) se expongan al virus o, al menos, a altas cargas víricas. Las vacunas son herramientas de gran poder, pues, a diferencia de otros medicamentos, estas tienen la capacidad de prevenir enfermedades, no solo de aliviarlas o curarlas.

La razón es muy sencilla, las vacunas inmunizan los organismos de posibles enfermedades, pues desencadenan una respuesta en nuestro sistema inmune, que aprende a reconocer al virus invasor y desarrolla los anticuerpos que combatirán en un futuro la invasión vírica o, más bien, los intentos de invasión. Sin embargo, este proceso de creación no es instantáneo, sino que necesita de un tiempo prudencial, establecido en casi dos semanas, para que las células del sistema inmune reconozcan a los antígenos y puedan realizar su función, y así se está teniendo en cuenta en la vacunación en todo el mundo.

El objetivo primordial de la Organización Mundial de la Salud actualmente es poner fin a la fase aguda de la pandemia de COVID-19 acelerando el suministro de vacunas seguras y apoyando la fabricación, trabajando con gobiernos y farmacéuticas para garantizar una asignación justa y equitativa de las vacunas para todos los países, aunque se hayan dado amplios y serios debates sobre opciones como la liberación de las patentes o temas como el reparto y la producción. Lógicamente, el sector de la población más vulnerable en todos los países constituye la máxima prioridad para la vacunación.

Es muy alentador ver que tantas vacunas contra el COVID-19 están teniendo éxito y están logrando aplacar la pandemia. Los científicos de todo el mundo han tenido que trabajar a marchas forzadas, lo más rápido posible, colaborando e innovando para conseguir la eficacia de tratamientos y vacunas que colectivamente salvarán vidas y están poniendo fin a esta pandemia.

La pandemia de COVID-19 ha supuesto el comienzo de una nueva era para las vacunas y la inmunización, recordando al mundo el poder de la vacunación para acercarnos a un futuro que sea seguro y saludable para todos. Además, ha marcado nuevos hitos en la historia del desarrollo de vacunas. La inmunización es un componente vital de la atención de salud primaria y llega a más personas que cualquier otro servicio social o de salud, tiene la capacidad de mantener a las personas sanas y ha reducido drásticamente el número de muertes por enfermedades infecciosas.

Para maximizar el impacto vital de la inmunización durante la próxima década, la Organización Mundial de la Salud está desarrollando una ambiciosa estrategia global que prevé un mundo en el que todos, en todas partes y en todas las franjas de edad, se beneficien plenamente de las vacunas para una buena salud y bienestar. Porque, en contra de lo que muchos creen, las vacunas no solo benefician a los bebés y a los niños, sino también a las personas mayores.

Pueden prevenir cánceres relacionados con infecciones causadas por virus como la hepatitis y el VPH, y proteger la salud de la población trabajadora, los ancianos y los más vulnerables, lo que permite a las personas tener mayor longevidad y una vida mucho más saludable y segura. Y por supuesto, un menor número de infecciones significa un riesgo menor de transmitir enfermedades a familiares y otros miembros de la comunidad.

La inmunización mejora la productividad y la resiliencia de los países y sus habitantes. Es la base de una población saludable y productiva. Como hemos visto con la pandemia del COVID-19, los brotes de enfermedades son realmente perturbadores y conllevan un gran **coste social y económico.** Pueden alterar profundamente los programas de salud pública, los servicios clínicos y los sistemas de salud, e incluso mantener a las personas fuera de sus trabajos y a los niños fuera de la escuela, como ha sucedido en gran parte del mundo.

También pueden tener efectos adversos en el turismo, los viajes, el comercio y el desarrollo general. En el caso de enfermedades estacionales como la gripe, los costos del tratamiento y la pérdida de productividad se soportan repetidamente. Las comunidades inmunizadas son resistentes a los brotes de enfermedades infecciosas, y los sistemas de salud y los programas de inmunización sólidos pueden detectar y limitar rápidamente el impacto de las enfermedades infecciosas en la salud de la población.

A nivel individual, la prevención de infecciones mediante la inmunización ayuda a reducir los costes de atención médica de las familias y brinda protección contra lo que podría tener un impacto catastrófico en los hogares y las familias.

La **inmunización** ayuda a garantizar un mundo más seguro y saludable. Las vacunas son fundamentales para la seguridad sanitaria mundial. Los brotes de enfermedades altamente infecciosas, como el sarampión y el COVID-19, nos han demostrado la rapidez con la que se pueden propagar las enfermedades entre países en un mundo cada vez más interconectado. Por ejemplo, en 2019, los casos de sarampión aumentaron en países donde se había eliminado con éxito notable anteriormente, en parte debido a las bajas tasas de vacunación entre los viajeros.

La inmunización puede ayudarnos a prevenir y responder a futuras amenazas de enfermedades infecciosas. La inmunización y la **vigilancia** de enfermedades son capacidades básicas requeridas por el Reglamento Sanitario Internacional porque contribuyen a sistemas de salud públicos bien estructurados y sostenibles que pueden responder a brotes, riesgos de salud pública y emergencias. Un estudio reciente encontró que un aumento del 10% en estas capacidades básicas, por ejemplo vigilancia y comunicación de riesgos, se asocia con una disminución del 20% en la incidencia de amenazas de enfermedades infecciosas transfronterizas.

La inmunización es fundamental para la prevención y el control de las enfermedades transmisibles, para fortalecer la productividad de los países, que a su vez fortalece las economías y ayuda a garantizar un mundo más seguro y saludable. Y es que las vacunas proporcionan un gran retorno de la inversión y son un componente clave para mejorar la salud y el bienestar de todos, en todas partes.

En el caso del COVID-19, las vacunas funcionan de una manera adaptada a las características de esta enfermedad. Una vez que el coronavirus se introduce por las vías respiratorias, la forma más habitual, se reproduce en la nariz y en la garganta antes de descender hacia los pulmones, por lo que la capacidad infectiva se puede mantener, aunque la vacuna neutralice los efectos más graves que siempre se producen cuando el microorganismo accede al tracto respiratorio inferior. Las vacunas de aplicación nasal solucionarían o solucionarán este problema y, de hecho, ya hay algunas en desarrollo, pero mientras llega la cobertura total por las vacunas, la manera más efectiva de evitar la transmisión es seguir manteniendo la distancia física y usando mascarillas.

Asimismo, aunque atenúen la gravedad, puede que las vacunas no siempre protejan completamente de la infección, especialmente en el tiempo que transcurre entre dosis y dosis, y también durante el breve número de días que nuestro cuerpo utiliza para inmunizarse. Algunos de los participantes en los ensayos clínicos de las primeras vacunas aprobadas se contagiaron de COVID-19, aunque no desarrollaron manifestaciones graves de la enfermedad. Estas personas también pueden convertirse en transmisores silenciosos.

Y además hay que tener en cuenta otro factor: la inmunidad de la COVID-19 aún plantea importantes incógnitas, especialmente en lo relativo a cuánto dura la protección que otorgan las vacunas. Las primeras evidencias científicas al respecto son muy esperanzadoras, la inmunidad podría ser de años o incluso décadas, pero aún no hay pruebas concluyentes al respecto. Por otra parte, las diferentes vacunas conferirán también distintas inmunidades, y su duración podría no ser la misma. Algunas de las empresas fabricantes como Pfizer ya han anunciado la necesidad de inocular una dosis más de lo previsto, y es posible que esto ocurra con otras vacunas.

2. LA SEROPREVALENCIA

La seroprevalencia es el porcentaje de personas en una población que tienen las proteínas en la sangre, los llamados **anticuerpos,** que indican que han estado expuestas a un virus u otro tipo de organismo infeccioso. Por ejemplo, al estudiar la seroprevalencia de anticuerpos contra un virus específico se puede determinar aproximadamente, pero con gran precisión, la cantidad de personas que ese virus ha infectado.

Los estudios de seroprevalencia son especialmente importantes porque las medidas de prevención se pueden ir relajando progresivamente al ritmo de la evolución epidemiológica, y para poder evaluar este proceso es necesario monitorizar el impacto de las vacunas en la circulación y transmisión del virus. En esta tarea, la principal herramienta de salud pública serán estos estudios de seroprevalencia.

El hecho de que las personas se vacunen y tengamos una alta cobertura vacunal no es suficiente garantía. Necesitamos **efectividad,** se necesita saber que las personas están realmente inmunizadas, y eso solo es posible por medio de los estudios de seroprevalencia. A efectos epidemiológicos, en los momentos iniciales de la campaña de vacunación la inmunidad natural adquirida durante la primera y la segunda ola es más relevante que lo que pueda aportar la vacunación.

Una vez que se llegue al 70 % de la población inmunizada, las medidas comenzarán a desaparecer escalonadamente. Aunque mantener alguna de ellas puede ser más que aconsejable según médicos y epidemiólogos, como por ejemplo mantener la mascarilla en lugares muy cerrados o las personas con gripe o resfriado, que deberían salir de casa con la mascarilla para evitar contagiar a otros. Después de alcanzar la inmunidad de grupo, poco a poco se iría modulando la escenografía con la que hemos vivido en relación con el virus.

El uso de la mascarilla en circunstancias determinadas ya forma parte de su cultura en algunos países orientales y el resto del mundo debería ir incorporándolo, junto con el lavado frecuente y preventivo de manos, que evita muchísimos contagios.

3. ¿CÓMO SE ESTÁ PRODUCIENDO LA VACUNACIÓN?

La estrategia global de vacunación tiene como objetivo salvar millones de vidas. Los servicios de inmunización están comenzando a recuperarse de la tragedia causada por la COVID-19, pero millones de niños, personas mayores y demás pacientes potencialmente vulnerables siguen siendo afectados por otras enfermedades mortales, la Organización Mundial de la Salud destaca la necesidad urgente de renovar el compromiso mundial para mejorar el acceso a la vacunación en todo el mundo.

Las vacunas nos ayudarán a poner fin a la pandemia de COVID-19, pero solo si garantizamos un **acceso justo** para todos los países y construimos sistemas sólidos para la inminente distribución. Y, además, es importante evitar otros brotes de enfermedades potencialmente mortales como el sarampión, la fiebre amarilla y la difteria. Hay que asegurarse de que los servicios de vacunación protejan a todos los países del mundo del coronavirus, pero también de estas otras enfermedades altamente contagiosas.

También se han interrumpido las campañas de inmunización masiva: 60 de estas campañas para salvar vidas fueron pospuestas en 50 países, lo que puso a unos 228 millones de personas, en su mayoría niños, en riesgo de contraer enfermedades como el sarampión, la fiebre amarilla y en menor medida, la poliomielitis.

Para apoyar la recuperación del COVID-19 y luchar contra futuras pandemias, tendremos que asegurarnos de que se dé prioridad a la inmunización de rutina, ya que también nos enfocamos en llegar a los niños que no reciben ninguna vacuna de rutina, o niños de dosis cero. Para hacer esto, debemos trabajar juntos, a través de las agencias de desarrollo, los gobiernos y la sociedad civil, para asegurar que ningún niño se quede atrás y que tanto países desarrollados como en vías de desarrollo se vacunen.

4. ¿POR QUÉ ALGUNAS PERSONAS TIENEN MIEDO A VACUNARSE?

La incertidumbre con la que convivimos desde que comenzó la pandemia ha sido un gran generador de miedo y en este contexto, ahora surgen dudas sobre los **efectos secundarios** de las vacunas y sobre si su eficacia está lo suficientemente probada teniendo en cuenta la celeridad y presión con la que se han tenido que realizar las investigaciones.

Hay personas que tienen miedo a cualquier vacuna debido a los posibles efectos secundarios, hay otras que no han sentido miedo ante otras vacunas, pero sí lo están desarrollando ahora con la vacuna del COVID 19, y hay otras personas que tienen miedo simplemente de las inyecciones en sí y no del contenido de la vacuna o de los posibles efectos secundarios.

El miedo a las vacunas en general y a la del COVID-19, en particular, surge por la **falta de información,** por el exceso de información no veraz, o por formar parte de una concepción ideológica que conduce a la negación de las evidencias científicas en relación a la utilidad de las vacunas, lo cual supone un riesgo para la salud al considerar que las vacunas solo tienen efectos adversos sobre el organismo.

El miedo es irracional, debemos canalizar estos estados de ansiedad, aprender a gestionar la incertidumbre y generar estados emocionales positivos. Solo así seremos capaces de procesar la información de una manera adecuada.

El hecho de que ya existan en distintos países varias vacunas con un altísimo porcentaje de eficacia supone una muy buena noticia para todo el mundo y supone además el principio del fin de esta pandemia, sin embargo, para una parte de la población está suscitando bastante recelo e inseguridad.

Curiosamente un gran porcentaje de personas, incluidos los que tienen un alto riesgo de contraer el virus, se muestran opuestos a vacunarse, algo que no tiene ningún sentido, pues millones de personas han recibido dosis de estas vacunas y ninguna ha muerto de coronavirus. Por el contrario, el coronavirus, como ya sabemos, ha quitado la vida a millones de personas.

Una vez más, los medios de comunicación han creado dudas en la población, mostrando una errónea percepción del riesgo y han espoleado un miedo que va aponer en peligro a muchas personas. Es cierto que siempre que hay un peligro tenemos más miedo si es nuevo e incontrolable que si es conocido. Cuando empezó todo esto, teníamos miedo al coronavirus. Luego, lentamente, nos fuimos acostumbrando a él y nuestra valoración del riesgo acabó siendo casi normal. Ahora muchas personas tienen miedo de la vacunación, precisamente porque también es algo nuevo.

Cuando aparece una amenaza nueva y desconocida, los seres humanos estamos programados para reaccionar instintivamente con miedo. Las reglas de la lógica desaparecen, lo que puede llevar a errores en la evaluación del riesgo.

Tenemos dos sistemas en el cerebro, concretamente, el **cerebro del miedo,** que es simple y primitivo, y que no es el mejor procesando estadísticas. Por otra parte, tenemos el **cerebro racional,** capaz de entender números y estadísticas más o menos bien. Inicialmente, es nuestra parte primitiva la que actúa y por lo que sentimos miedo frente a lo novedoso, pero después de cierto tiempo, la mente racional es quien toma el control, lo que quiere decir que dentro de un tiempo esta comprensible inquietud inicial por los posibles efectos secundarios disminuirá considerablemente.

Este sistema de alarma que nuestro cerebro activa al percibir una amenaza se apaciguará cuando veamos millones de personas recibiendo la vacuna sin sufrir ningún daño, y cuando todo esto acabe y podamos volver a la normalidad, los bulos de los negacionistas más radicales y el miedo que han generado quedarán como un recuerdo anecdótico más.

EN RESUMEN
A pesar del miedo natural a la novedosa vacuna y de los bulos e informaciones falsas, debemos comprender que la vacuna y la inmunidad de grupo es la mejor salida de la crisis. Confiar en los avances científicos y ser solidarios es la manera de hacer efectiva la vacuna.

INFORMARSE SIN ALARMISMO

Responder eficazmente a las emergencias de salud pública requiere información oportuna y precisa. A medida que ha avanzado la pandemia del COVID-19, la efectividad de los esfuerzos de los distintos países para combatir el virus ha dependido de la capacidad de los Gobiernos para medir su propagación y utilizar esa información de manera eficiente para orientar sus esfuerzos de salud pública.

Sin embargo la información es un arma de doble filo que no siempre se recibe de un modo serio y objetivo. En estos tiempos en los que las *fake news* y las redes sociales van de la mano, hay quien se aprovecha del miedo de la población para duvulgar **bulos.** Por eso debemos formarnos y adquirir claves para detectar las informaciones erróneas que podrían generar efectos nocivos en nuestra salud, añadido además a todos los problemas que ya hemos mencionado en capítulos anteriores.

La respuesta mundial a la pandemia se ha visto empañada por serios fallos de comunicación y de información desde el primer momento, comenzando con los primeros intentos de algunos países para silenciar los informes sobre la escala real del problema. La consiguiente falta de visibilidad sobre la propagación del virus ha obstaculizado la respuesta mundial.

Una serie de recomendaciones contradictorias y confusas, como los cambios respecto a las recomendaciones de uso de las mascarillas, también han sido un obstáculo para quienes se han mantenido atentos a las pautas aconsejadas por profesionales de la salud y los Gobiernos. También se han vivido polémicas sobre las estrategias de contabilización de los números de personas afectadas, como ocurrió con Chile en el año 2020.

Los países que han gestionado mejor la pandemia son los que han implantado sistemas de rastreo de contactos que realmente sean eficaces y el aislamiento de los pacientes infectados.

1. VIGILANCIA DIGITAL DE LA ENFERMEDAD

Si bien el término «vigilancia» tiene una connotación negativa en la mayoría de los contextos, en el campo de la salud pública es una herramienta esencial para responder a las emergencias, haciendo alusión a una atención o vigilancia del propio virus.

El **rastreo** vía ubicación GPS de los propios teléfonos móviles ha hecho que sea más fácil que nunca seguir el movimiento de las personas a través de su rastro digital. Por tanto, es pertinente que la vigilancia de la salud pública se realice cada vez más a través de medios digitales.

Por otro lado, estas herramientas digitales que a priori son para controlar la propagación de las enfermedades pueden llegar a plantear un serio problema de vulneración de derechos, pues los Gobiernos las pueden utilizar para rastrear a las personas con otros fines después de que haya amainado la presente crisis de salud. Lo cierto es que la privacidad se ha visto comprometida por esta vigilancia, y algunos sectores de la sociedad se han mostrado reacios a los seguimientos argumentando una posible vulneración de sus **libertades:** la falta de una supervisión eficaz de estos rastreos también puede socavar la libertad.

En países como Francia, Italia y España, ante la falta de monitoreo y de un seguimiento verdaderamente eficaz de los movimientos del virus y la escasez de medios en la contratación de rastreadores y en el uso de tecnologías dedicadas a dicho seguimiento, así como la incertidumbre de por dónde se estaba propagando el COVID-19, los Gobiernos decidieron escalar en las medidas restrictivas con el cierre temporal de lugares de reunión social e incluso con confinamientos masivos en todo el territorio.

Las medidas de vigilancia digital también pueden salvar una gran cantidad de vidas, pero las intrusiones a la privacidad siempre tienen que ser necesarias y proporcionadas. Las actividades han de ser consideradas médicamente imprescindibles por los expertos en salud pública y cualquier nuevo procesamiento de datos personales debe ser proporcional a la necesidad real.

Por otra parte, informar sobre la propagación del COVID-19 es vital, pero si se hace de manera amarillista y sensacionalista e incluso incorrecta, puede crear un daño social irreparable. La forma en que algunos medios de comunicación han informado sobre la enfermedad ha sido en muchos casos excesivamente alarmista y catastrofista. La **información** y la **transparencia** son fundamentales, pero necesitamos una comunicación seria y profesional, con rigor científico en un tema tan delicado para evitar el surgimiento de un estado de pánico generalizado. La información veraz sobre la pandemia se ha visto seriamente dañada con la emisión de bulos y *fake news* de todo tipo y en todas las redes sociales e incluso en algún que otro medio de comunicación, alimentando con ello las teorías de la conspiración.

2. OBTENER FUENTES FIABLES

A medida que nos adaptábamos a la nueva realidad surgida de la pandemia, resulta útil estar atento a las noticias debido al panorama cambiante y las continuas actualizaciones sobre las medidas de contención que delimitaban lo que podíamos o no hacer, en compañía de cuántas personas, dónde y hasta qué hora.

Sin embargo, seguir determinados programas o informaciones en redes sociales también podía resultar abrumador. Para mantenerse informado, pero no alarmado, es importante **obtener las noticias de fuentes fiables** en lugar de opiniones de tertulias, donde los participantes no especializados expresan sus preocupaciones y, a veces, contribuyen a aumentar la angustia de los espectadores.

Es necesario poner mayor énfasis en los programas informativos a **nivel local** que a nivel mundial. Esto nos ayuda a estar debidamente preocupados, en lugar de quedar atrapados en la ansiedad general. Y nos será muy útil no solo para conocer la situación y carga viral de nuestro entorno, sino también saber qué medidas y recomendaciones debemos seguir según nuestra localización.

Por otra parte, en el marco del COVID-19, algunos estudios realizados apuntan a un importante incremento del uso de redes sociales, videojuegos y pantallas, tanto entre los niños y adolescentes como entre los mayores de 65 años. Todo ello está más que justificado teniendo en cuenta las nuevas obligaciones en educación que implican el uso de estas tecnologías, como la asistencia a clases impartidas vía *online*. Pero es importante garantizar un uso saludable y equilibrado de la tecnología de manera que contribuya a un ambiente familiar de respeto y armonía.

3. LA INFORMACIÓN ENGAÑOSA

Existe y ha existido una gran cantidad de información engañosa que circula en línea sobre el coronavirus, desde consejos de salud poco fiables hasta especulaciones sobre planes gubernamentales. Cuando veamos, por ejemplo, alguna información en las redes sociales, debemos preguntarnos de dónde proviene realmente y tratar de llegar al fondo del **origen** de la historia y **no compartirla** si no estamos seguros de su veracidad. Al menos eso es lo que recomiendan los expertos en información en la red. El hecho de que una información nos la haya enviado alguien de nuestra confianza no significa que sea cierta. Lo que debemos juzgar es su contenido sin tener en cuenta el remitente.

Vivir una pandemia en la era de Internet significa que, en ocasiones, la información errónea se puede extender más rápidamente que los propios hechos. Ha habido muchas informaciones falsas sobre el coronavirus y la enfermedad que causa. Hubo un momento en el que personas sin cualificación científica difundieron falsamente en todo el mundo que el uso de la mascarilla podía ser muy perjudicial. Por su parte, en Estados Unidos se difundió la falsedad de que los hospitales tenían incentivos económicos por el número de pacientes diagnosticados, lo que parecía sugerir que los hospitales inflarían sus cifras de coronavirus si el Estado les bonificaba por esos pacientes. Luego quedó demostrada la falsedad de dichas informaciones, así como la de innumerables conspiraciones sobre el origen y una supuesta intención o motivo de la propagación del virus.

Sin duda, en algunos momentos puntuales de la pandemia ha sido clave estar informados. Sin embargo, recibir la información incorrecta puede llegar a perjudicarnos en más sentidos de los que podríamos prever.

Un estudio realizado en la Universidad de Sussex, en el Reino Unido, puso de manifiesto que la continua exposición a noticias negativas en distintos formatos —televisión, vídeos en YouTube, audios de WhatsApp y artículos en Internet— demostró que la forma cada vez más visual y chocante en la que consumimos las noticias genera efectos nocivos, como estrés agudo, cambios de ánimo, problemas de sueño, e incluso, comportamientos agresivos.

Y si en circunstancias normales nuestros hábitos de consumo de noticias son intensos, bajo las condiciones de la pandemia este consumo y sus efectos perjudiciales se han intensificado. Por tanto, ahora es más relevante que nunca saber analizar la información que nos llega, elegir con sumo cuidado nuestras fuentes y, por supuesto, no caer en informaciones erróneas que solo buscan generar alarma en la población.

4. LAS REDES SOCIALES

El uso de las redes sociales ha provocado un enorme giro respecto a la forma en que las personas recibimos y difundimos noticias. En años anteriores vivíamos en un escenario en el que los medios de comunicación tenían la primacía absoluta informativa, pero en la actualidad, los usuarios de plataformas como Twitter o Facebook utilizan estos soportes como medios útiles de información.

En gran parte, este cambio tan profundo se debe a que el comportamiento de consumo mediático se basa en el interés de las redes sociales por formar **comunidades.** Dentro de estas se agrupan multitud de personas con intereses comunes, que comparten opiniones y gustos, de forma que la propia red social trata de reforzar estas comunidades mediante la difusión de noticias que reafirman la idiosincrasia de estos grupos. Esta práctica puede dar lugar a las llamadas **«cámaras de eco»,** que responden a burbujas digitales en las que los propios miembros comparten informaciones que respaldan sus puntos de vista y que son el terreno de cultivo perfecto para la expansión de falsas noticias.

Si bien Facebook puede considerarse como la red principal a la hora de construir este tipo de comunidades, es en Twitter, por la naturaleza de la red social y el uso informativo que le dan muchos de sus usuarios, donde las noticias falsas se expanden con mayor facilidad.

Un estudio impulsado por el propio equipo de **Twitter** recoge que normalmente las noticias falsas reciben aproximadamente un 70% más de retuits e interacciones que las auténticas. Esta investigación, publicada en la conocidísima revista *Science*, arrojó una serie de datos que muestran la facilidad con la que las **noticias falsas** se propagan en esta red social. Si bien las noticias falsas de cualquier tipo disponen de mayor facilidad para su difusión, suelen ser las de carácter político las que logran un mayor alcance.

Según los datos arrojados en este estudio, no solo quienes emiten en primera instancia estas falsas informaciones son culpables, sino que todos los usuarios que comparten o incluso contestan a las publicaciones de esta índole en las redes sociales son responsables de la propagación de las noticias falsas, ya que contribuyen en mayor o menor medida a su difusión y propagación.

Todos hemos recibido alguna notificación indeseada o visto un anuncio exponiendo medicamentos milagrosos o remedios caseros contra el coronavirus. Y lo hemos recibido a pesar de que los médicos especialistas de todo el mundo aseguran que, por desgracia, de momento, no existe dicho remedio milagroso y absolutamente efectivo contra esta enfermedad.

Este fenómeno de la **desinformación** pone incluso vidas en riesgo, ya que se dan casos de muchas personas con síntomas de estar enfermos por el coronavirus que prueban remedios no comprobados con la esperanza de curarse a sí mismos en casa y sin supervisión.

El **miedo** es el caldo de cultivo de la desinformación, los rumores y las falsas esperanzas. Sin embargo, la información veraz y fiable puede darnos una visión de la realidad de la que puedan emanar esperanzas realistas y certeras.

En un momento de grandes temores, incertidumbres e incógnitas, existe un terreno fértil para que las falsedades crezcan. Esas falsedades representan una amenaza para el periodismo basado en los hechos contrastados y, particularmente durante la pandemia actual, para la vida de las personas y para la salud mental.

Parece que apenas hay áreas que no hayan sido afectadas por la desinformación en relación con la crisis del COVID-19, desde su origen hasta la prevención y «las curas» no comprobadas, incluidas las respuestas de los Gobiernos, las empresas, los famosos y otros. Personajes públicos de todas las tendencias han generado controversias con sus mensajes en redes sociales y gracias a su elevado número de seguidores, han contribuído a la expansión de noticias falsas.

Los motivos para difundir desinformación son muchos e incluyen objetivos políticos, autopromoción o atraer la atención de algún modelo de negocio. Quienes lo hacen juegan con nuestras emociones y nuestros miedos.

Pero no todos los responsables de promover y difundir alarma o falsedad lo hacen de forma maliciosa. Existen personas bien intencionadas que también divulgan sin ningún sentido crítico ni comprobación los contenidos dudosos que reciben, pensando que así pueden ayudar.

En cualquier caso, la difusión de falsedades y el alarmismo nos dejan totalmente indefensos. Si durante la pandemia, todos los Gobiernos, para contrarrestar este alarmismo, hubieran sido más transparentes y hubiesen divulgado la información de manera proactiva, se habría evitado la difusión de tanta noticia malintencionada. El acceso a la información de **fuentes oficiales** es muy importante para la credibilidad en esta y en cualquier crisis.

Esto no significa que los medios de comunicación merezcan ser reconocidos y apoyados por los Gobiernos como un servicio esencial para la población, pero es importante saber reconocer los medios que difunden la mayor cantidad posible de información fiable sobre salud pública.

Las personas debemos adquirir **un sentido más crítico** con lo que se nos ofrece en redes y medios, de modo que seamos menos propensas a creer y difundir falsedades y seamos capaces de contrarrestar la desinformación.

Por otra parte, no debemos olvidar que los derechos a la libertad de expresión y al acceso a la información son los mejores recursos contra de la desinformación. Estos derechos permiten a los Gobiernos y al público adoptar decisiones basadas en evidencias reales, poner en práctica respuestas basadas tanto en los valores de la ciencia como en los derechos humanos y superar la pandemia de la mejor manera posible.

Un análisis reciente mostró que más del 40% de las publicaciones sobre el COVID-19 en las redes sociales fueron publicadas por **bots,** programas automatizados disfrazados de personas. Es por esto por lo que las mentiras flagrantes se han ido extendiendo en Internet a un ritmo aterrador con determinados fines detrás.

Ha sido tal el alarmismo y la desinformación durante la pandemia que los centros de información de la Naciones Unidas han estado trabajando en un sistema diario de monitoreo de redes sociales y medios de comunicación que ha permitido detectar, analizar e identificar gran cantidad de noticias falsas. Por ejemplo, al inicio de la pandemia, se lanzó un mensaje que llegó a varios países de América Latina que decía «Quédate en casa, la ONU te traerá comida». El mensaje, que era completamente falso, se utilizaba para obtener datos personales. Como resultado de estos mensajes, muchas personas incluso acudieron a la oficina de las Naciones Unidas para pedir alimentos. En otros casos acudieron a vacunarse sin cita, por ejemplo.

En Colombia, por ejemplo, se falsearon también los datos sobre las fechas de la cuarentena antes de que se emitiera ningún decreto que mencionara el final de la misma.

5. ¿EN QUIÉN CONFIAR ENTONCES?

Ante tal situación, y para no seguir cediendo espacio a los que trafican con el alarmismo y las mentiras, la ONU creó **Verified,** una plataforma que tiene como objetivo el estudio de las percepciones equivocadas y brindar información precisa y confiable sobre el COVID-19.

La información de Verified se centra básicamente en tres áreas: la **ciencia** para salvar vidas, la **solidaridad** para promover la cooperación local y global, y las **soluciones** para movilizar el apoyo a las comunidades más afectadas.

Esta plataforma permite a todas las personas registrarse como informadores voluntarios para compartir contenidos que mantengan a todas las comunidades a salvo y en comunicación.

Sus usuarios reciben diariamente contenidos verificados y actualizados para ser compartidos con mensajes simples y atractivos que puedan hacer frente a la desinformación circulante y llenen los vacíos de información.

Gracias al trabajo en equipo de las agencias de la ONU, los líderes de opinión, las empresas y los medios de comunicación, se distribuye, a través de esta plataforma, información precisa y, además se colabora con las plataformas de redes sociales para erradicar el odio y las aseveraciones dañinas en torno al COVID-19 que han proliferado en ellas.

En España se han llevado a cabo proyectos e iniciativas parecidas, como es el caso de **Newtral.es** o Maldito Bulo **(Maldita.es),** que realizan una función muy parecida.

Una de las tareas importantes que tenemos que llevar a cabo en el proceso de vuelta a la normalidad será **desintoxicarnos** de las noticias falsas y repensar qué lugar ocupan las redes sociales en nuestras vidas. Debemos aprender a no creer todo aquello que leemos y a filtrar la información para no caer en el alarmismo por culpa de la información errónea. Es triste, por ejemplo, que haya gran cantidad de usuarios en las redes difundiendo la idea del peligro de las vacunas y asustando a la población más vulnerable, que son nuestros mayores.

6. RECOMENDACIONES PARA NO CAER EN FALSEDADES

He aquí algunas **recomendaciones** para no creer en falsedades ni caer en el alarmismo inútil:

CONOCER LAS CARACTERÍSTICAS BÁSICAS DEL COVID-19 Y DEL PROCESO DE VACUNACIÓN

Saber cuáles son los síntomas, cómo se ha transmitido, a qué enfermedades se asemeja, cómo se está produciendo el proceso de vacunación, etc. Mientras más datos oficiales conozcamos, más sencillo será reconocer informaciones alarmistas cuando nos lleguen. La fuente más recomendada para acceder a datos verídicos es la Organización Mundial de la Salud.

COMPROBAR LAS INFORMACIONES CON CIFRAS QUE RECIBIMOS

Los números permiten medir la gravedad de una situación como la que estamos viviendo, por lo que conocer las **cifras reales** es clave. Las cifras de contagiados, de fallecidos y ahora de personas vacunadas son importantes para entender lo que estamos viviendo. Los datos sacados de contexto o que no se encuentran actualizados no ayudan en absoluto, y por eso es importante obtener la información de fuentes fiables.

EVITAR COMPARTIR MÉTODOS DE PREVENCIÓN O DE TRATAMIENTO SIN CONSULTAR FUENTES OFICIALES

No siempre se hace con mala intención, pero **compartir información** sobre técnicas médicas que no han sido corroboradas por especialistas no es una práctica responsable en medio de una crisis como la que estamos viviendo.

Además de estos consejos, se recomienda encarecidamente siempre **contrastar fuentes.** Si recibimos una información con un titular alarmista respecto del coronavirus, lo primero que debemos hacer es buscar ese mismo titular en Google para ver si otros medios han publicado algo similar. Cuando hay información oficial, por lo general, aparece simultáneamente en varios medios.

Otra recomendación es **ser cuidadosos con las imágenes,** y para ello hay que hacer un filtro de lo que estamos viendo. Cuando una noticia va acompañada de una imagen muy impactante, podemos hacer clic con el botón derecho sobre ella y seleccionar «búsqueda en Google» (proceso conocido también como *reverse image)* para ver cuál es la fuente de esa imagen: así sabremos si la foto es una imagen original o está siendo reutilizada de un evento previo. Cuando las imágenes son reutilizadas de noticias anteriores, ya podemos intuir que la fuente no es del todo fiable, y puede que esa foto se esté usando única y exclusivamente para causar cierto impacto y alarma en la audiencia.

Está claro que esta epidemia ha sido el caldo de cultivo perfecto para apoyos visuales sacados de contexto, y en el futuro tenemos que adoptar una actitud más escéptica y atenta respecto a las informaciones, imágenes y vídeos que muestren afectados, personas vacunadas con efectos secundarios falseados, supuestas respuestas de los Gobiernos ante estos hechos, etc. Ante la duda, lo mejor es cerciorarse por uno mismo con una rápida búsqueda que solo nos lle-vará unos minutos o escasos segundos, pero que puede ser vital para no asumir como cierta una información categóricamente falsa e impedir su propagación.

Ante tanto alarmismo, muchas veces han pasado desapercibidas algunas **informaciones positivas** e importantes avances sobre la lucha contra esta pandemia que pueden ayudarnos a enfocar la situación actual de una manera algo más optimista y esperanzadora de cara a nuestro futuro y el de la situación del virus. Por ejemplo, gracias a la dedicación y cooperación de científicos y funcionarios de salud pública de todo el mundo y a las tecnologías de información hemos podido conocer dónde y cómo se estaba propagando una vertiente de coronavirus que se desconocía hasta hace poco.

También ahora tenemos la evidencia de que el cubrimiento facial y el distanciamiento físico han funcionado. De la misma manera es un hecho probado que el rastreo de contactos funciona. La atención de los pacientes con COVID-19 ha mejorado desde los primeros días de la pandemia. Esto puede explicar los informes de tasas más bajas de muerte entre las personas más enfermas e ingresadas en hospitales con coronavirus. El aumento de las pruebas, la detección de más casos asintomáticos y más pacientes en grupos de edad más jóvenes también pueden haber contribuido a mejorar dichos números.

Asimismo, se han desarrollado varias vacunas y se están realizando ensayos a gran escala para determinar cuáles son las más seguras y eficaces para crear la inmunidad que buscan todos los países.

EN RESUMEN
Los fallos informativos y las noticias falsas han redundado en preocupación, pánico y obsesión de la población, pero está en nuestras manos combatirlo prestando atención y confiando solo en fuentes autorizadas.

Si todos ponemos de nuestra parte en la lucha contra el COVID-19, las buenas noticias deberán ser más fáciles de encontrar. Tal vez eso ya esté sucediendo: algunos países como Nueva Zelanda han podido contener o casi erradicar la presencia del virus, al menos temporalmente.

LA PRÁCTICA DEL AGRADECIMIENTO

Todos deseamos una vida feliz. Para muchos consiste en tener un trabajo cómodo, una familia que denominamos perfecta, estabilidad financiera. Para otros, en cambio, la felicidad es viajar (o poder viajar) y tener una excelente vida social, el problema es que en esta búsqueda indefinida de la felicidad, que a veces puede ser un espejismo, casi nunca dedicamos un minuto a agradecer lo que ya tenemos.

1. ¿QUÉ ES LA GRATITUD?

La gratitud es una de las más poderosas emociones humanas. Al transmitir y recibir sencillos mensajes de agradecimiento, realmente podemos obtener el placer que nos pasamos la vida buscando en otros lugares de nuestro deseo sin terminar de encontrarlo.

Gratitud viene del vocablo latino *gratia,* que significa agradecimiento. En el terreno de la Psicología Positiva, la gratitud es la forma humana de reconocer las cosas buenas de la vida. Algunos psicólogos han definido la gratitud como una respuesta emocional positiva que percibimos al dar o recibir un estímulo beneficioso de alguien.

La gratitud a veces viene asociada a un beneficio personal que no fue buscado, merecido o ganado intencionalmente, sino que más bien es debido a las buenas intenciones de otra persona después de gestos generosos y desinteresados.

2. BENEFICIOS DE LA GRATITUD

Agradecer a los demás, agradecernos a nosotros mismos, a la madre naturaleza… La gratitud en cualquiera de sus formas puede iluminar nuestra mente y hacer que nos sintamos más felices. No son pocos los que sugieren que a largo plazo tiene un efecto curativo en nosotros.

Desde luego, **los beneficios** de la gratitud son infinitos. En este capítulo intentaremos explorar algunos de ellos y exponer qué es la gratitud, cuál es su base científica y entender cómo podemos usarla para ser más felices en la vida.

Este concepto, en todas sus formas, está asociado con la felicidad. Pronunciar un simple «gracias» dirigido a alguien o que alguien nos lo diga a nosotros parece algo muy cotidiano y simple, pero en realidad es un sentimiento que produce pura satisfacción y ánimo. Las expresiones de gratitud ayudan a construir y mantener relaciones duraderas, lidiar con las adversidades y recuperarnos de ellas cuando ocupan nuestra mente con fuerza y motivación.

La gratitud mejora las relaciones interpersonales en cualquier ámbito. La conexión entre gratitud y felicidad es multidimensional. Expresar gratitud a nosotros mismos o a los demás no solo induce emociones positivas, como es la felicidad, sino que va más allá, porque al producir sentimientos de placer y satisfacción también impacta en nuestra salud y bienestar general.

En una encuesta sobre la gratitud realizada entre 100 adultos, el psicólogo británico y experto en bienestar Robert Holden confirmó que el 65 % de las personas valoraron en mayor medida la felicidad frente a la salud, aunque todos indicaron que ambas eran realmente importantes para una buena calidad de vida.

Holden, en su estudio, sugirió que en el origen de muchos trastornos mentales, como la depresión, la ansiedad y el estrés, podría encontrarse como base la infelicidad.

Prácticas simples como llevar un **diario de gratitud,** felicitarse a uno mismo o enviar pequeñas notas o mensajes de agradecimiento pueden hacernos sentir mucho mejor y mejorar nuestro estado de ánimo de forma inmediata.

Los estudios también indican que las parejas que suelen expresar con bastante frecuencia el agradecimiento entre sí pueden mantener relaciones de mayor confianza mutua, lealtad y además sus relaciones suelen ser más felices, sanas y duraderas.

Como hemos señalado, la gratitud impacta en el bienestar físico y mental. Los investigadores de Psicología Positiva y salud mental en las últimas décadas han establecido una conexión abrumadora entre la gratitud y la salud.

Escribir un diario de gratitud mitiga el estrés, mejora la calidad del sueño y genera ganancias emocionales. Se correlaciona positivamente, además, con la vitalidad, la energía y el entusiasmo para hacer frente a la vida y relacionarnos con las personas de nuestro entorno.

Según estudios comparativos llevados a cabo entre personas que siguen buenas prácticas de gratitud y personas que no lo hacen, los resultados mostraron que las personas que practican la gratitud obtienen importantes beneficios físicos, como menos dolencias y molestias en general, presión sanguínea más baja, además en general realizan más ejercicio físico y cuidan mejor su salud, duermen más y se levantan más frescos por la mañana. Y a nivel psicológico muestran niveles más altos de emociones positivas, lo cual les dota de la disponibilidad emocional necesaria para cuidarse así.

Por tanto, ser agradecidos nos mantiene más alerta, más vivos y más despiertos. Nos produce mayor alegría y placer, más optimismo y felicidad o disfrute social. Nos hace más dispuestos y serviciales, generosos y compasivos, más indulgentes y extrovertidos, mejores personas en suma. Y encima nos hace sentirnos menos solos y menos aislados del resto.

La gratitud, asimismo, genera compromiso profesional. Los trabajadores agradecidos son más eficientes, más productivos y más responsables. Expresar gratitud en el lugar de trabajo es una acción proactiva para construir vínculos interpersonales y desencadenar importantes sentimientos de cercanía.

La gratitud fue significativa en las filosofías y culturas antiguas. Por ejemplo, en la cultura romana, Cicerón definía la gratitud como la madre de todos los sentimientos humanos. Sin embargo, como tema de investigación neuropsicológico, a pesar de poder ser considerada la más sana de todas las emociones humanas, ha sido un tema que ha causado poca preocupación e interés hasta las dos últimas décadas.

En cambio, en la actualidad, los mecanismos neuronales responsables de los sentimientos de gratitud han llamado la atención de muchos psicólogos. Los estudios han demostrado que a nivel cerebral los juicios morales que involucran sentimientos de agradecimiento se evocan en la corteza temporal anterior derecha. En los mismos estudios, se reveló que la razón por la que algunos de nosotros estamos naturalmente más agradecidos que otros proviene de las diferencias neuroquímicas en el sistema nervioso central, y no tan solo de diferencias educacionales o culturales, como se creía, pues el agradecimiento pasa a ser más que un valor dentro de los principios o personalidades. No son pocos los neurólogos que señalan que las personas que expresan y sienten gratitud tienen un mayor volumen de materia gris en la circunvolución temporal inferior derecha.

Por tanto, podemos hablar de la gratitud como un **antidepresivo natural.** Los efectos de practicar esta técnica, cuando se sigue a diario, pueden ser parecidos o buenos acompañantes de algunos medicamentos. La gratitud produce una sensación de felicidad y satisfacción duraderas, cuya base fisiológica se encuentra en el nivel de los neurotransmisores. Cuando expresamos gratitud y recibimos lo mismo, nuestro cerebro libera dopamina y serotonina, los dos neurotransmisores cruciales responsables de nuestras emociones más positivas; en realidad, son estos dos neurotransmisores los que nos hacen sentirnos bien químicamente.

A nivel fisiológico, **mejora nuestro estado de ánimo** de inmediato, pero al practicarla conscientemente y a diario podemos ayudar a que estas vías neuronales se fortalezcan y, en última instancia, creen una naturaleza positiva permanente en nuestro interior y en nuestras rutinas y actitud.

La gratitud tiene, además, un **elemento social,** porque es en parte una emoción impulsada socialmente. Los psicólogos sociales consideran que la gratitud está entrelazada con la percepción de lo que hemos hecho por los demás y lo que los demás han hecho por nosotros. También aseguran que la gratitud es solo una emoción que apunta directamente a construir y mantener vínculos sociales y reforzar las respuestas prosociales en el futuro.

Probablemente, no es la felicidad lo que nos trae gratitud, sino la gratitud lo que nos trae felicidad. Un simple gesto o algunas palabras amables que damos o recibimos de otros son sencillos intercambios de agradecimiento que, como hemos visto, contribuyen en gran medida a la mejora de nuestro funcionamiento biológico general, especialmente el cerebro y el sistema nervioso. Pero, además, el efecto de la gratitud en el cerebro es duradero, mejora el amor propio y la empatía, y tiene también una relación directa con la eliminación de emociones tóxicas y nocivas para nuestro bienestar.

El **sistema límbico** es un sistema cerebral formado por diferentes estructuras del encéfalo, que se encuentran interconectadas y que participan en la regulación de las emociones y en otras funciones, como la memoria, el aprendizaje, la gestión del miedo, la agresividad, los instintos e impulsos sexuales, etc. Se trata de una de las regiones más ancestrales de nuestro cerebro. La estructura del sistema límbico está formada por el tálamo, el hipotálamo, el hipocampo, la amígdala, el cuerpo calloso, el septo y el mesencéfalo. Algunos estudios han demostrado que al menos dos de estas partes, el hipocampo y la amígdala, las dos áreas principales que regulan las emociones, se activan cuando tenemos sentimientos positivos de gratitud.

La evidencia probada por algunos expertos ha establecido que lo que llamamos emociones o sentimientos son activaciones neuronales en las regiones neocorticales del cerebro.

En otro estudio realizado con un gran grupo de personas que buscaban orientación en salud mental, se solicitó a una parte del mismo que escribieran notas de agradecimiento y a la otra parte se les pidió que escribieran notas con sus experiencias negativas. El resultado reveló que los pacientes del grupo que escribieron cartas de agradecimiento en algunas de sus sesiones regulares de terapia se sintieron mejor y se recuperaron antes. La otra parte del grupo mostró mayores rasgos de ansiedad y depresión, extendiéndose una sensación de estancamiento y falta de ritmo en su mejoría o recuperación.

Otra investigación realizada para evaluar el efecto de la gratitud en el bienestar físico indicó que el 16% de los pacientes que llevaban un diario de gratitud mostraron una reducción de los síntomas del dolor y estaban más dispuestos a trabajar y cooperar con el procedimiento del tratamiento. Una indagación más profunda confirmó que cuando se regula el nivel de **dopamina,** la gratitud nos llena de vitalidad, reduciendo así nuestros sentimientos subjetivos de dolor.

También recibir y conceder pequeñas muestras de bondad activa el hipotálamo y, por lo tanto, regula todos los mecanismos corporales controlados por esta parte del cerebro, entre los cuales el **sueño,** que es vital. La regulación hipotalámica desencadenada por la gratitud nos ayuda a conseguir un sueño más profundo y saludable de forma natural todos los días, pieza clave de nuestra salud mental. Un cerebro lleno de gratitud y amabilidad tiene más probabilidades de dormir mejor y despertarse sintiéndose renovado y lleno de energía cada mañana.

La gratitud ayuda asimismo a **regular el estrés.** En un estudio sobre gratitud y aprecio, se encontró que los participantes que se sentían más agradecidos mostraban una marcada reducción en el nivel de cortisol, la hormona del estrés. Además, tenían un mejor funcionamiento cardíaco y eran más resistentes a los reveses emocionales y las experiencias negativas.

Simplemente reconociendo y apreciando las pequeñas cosas de la vida podemos reconfigurar el cerebro para lidiar con las circunstancias que se nos presentan con más conciencia y una percepción más amplia.

La gratitud aminora la ansiedad y la depresión al reducir las hormonas del estrés y controlar las funciones del sistema nervioso autónomo. A nivel neuroquímico, los sentimientos de gratitud están asociados con un aumento en la modulación neuronal de la corteza prefrontal, el área del cerebro responsable de manejar las emociones negativas, como la culpa, la vergüenza y los comportamientos violentos. Como resultado, las personas que llevan su diario de gratitud o usan con mucha frecuencia expresiones verbales para agradecer son más empáticas y de mentalidad más positiva por naturaleza.

Apreciar a los demás cuando hacen algo bueno por nosotros también activa las hormonas beneficiosas y regula el funcionamiento eficaz del sistema inmunológico. Los científicos han sugerido que al activar el centro de recompensa del cerebro, el intercambio de gratitud altera la forma en que vemos el mundo y en cómo nos vemos a nosotros mismos de una manera positiva cuando este se realiza de manera sana y correcta y de una forma negativa cuando esto no sucede.

El doctor Alex Korb, en su libro *The Upward Spiral,* recuerda que la gratitud nos obliga a enfocarnos en los lados positivos de la vida. Cuando damos y recibimos muestras de agradecimiento, nuestro cerebro se redirige automáticamente para prestar atención a lo que ya tenemos, lo que produce una **motivación intrínseca** y una fuerte conciencia del presente y revaloriza las actitudes que más satisfechos nos tienen o la percepción o gratitud para con nuestros vínculos más cercanos.

Además, a nivel neuroquímico, la gratitud también actúa como catalizador de neurotransmisores como la noradrenalina, además de la dopamina y la serotonina, como ya hemos visto, que controlan y regulan nuestras emociones y nuestra ansiedad y provocan respuestas inmediatas al estrés que pueden resultar muy beneficiosas.

Los **efectos** de practicar la gratitud no son inmediatos y no aparecen por «arte de magia». Pero una vez que comienza a hacer efecto en nuestro organismo, la gratitud continúa y continuará provocando nuestro bienestar físico y psicológico durante años. A veces, todo lo que necesitamos es un pequeño empujón o un recordatorio de lo poderosos y vitales que son los ejercicios de gratitud (ejercicios que veremos más adelante de forma práctica).

En otro estudio, se pidió a los participantes que dejaran notas a personas que significaban mucho en sus vidas; por ejemplo, a sus padres, su pareja, buenos maestros o amigos cercanos. Estas notas no consistían únicamente en pequeños papeles que dijeran «gracias». Debían ser más detalladas y profundas. Sorprendentemente, todos los participantes pudieron terminar de escribir largas y completas notas de gratitud en menos de cinco minutos, lo que puso en evidencia que tenían ya estructurado en sus cerebros este agradecimiento y, además, todos aparentemente mostraron amplios sentimientos de satisfacción después de hacerlo.

Las expresiones voluntarias de alegría, como una sonrisa o unas pocas palabras amables, influyen en el cerebro para responder y reflejar solo emociones positivas. Las personas infelices se apoyan más en su debilidad y luchan con su propia identidad. Debemos dejar de dudar de nosotros mismos y comenzar a celebrar nuestros logros; todos ellos, desde los más pequeños hasta los más sustanciales.

3. CÓMO PRACTICAR EL AGRADECIMIENTO

Podemos empezar a practicar el agradecimiento con **pequeños gestos.**

APRECIARNOS MÁS A NOSOTROS MISMOS

Nos ponemos frente a un espejo y decimos cinco cosas buenas sobre nosotros; por ejemplo, nuestros logros pasados o nuestros esfuerzos actuales, nuestros talentos o nuestras virtudes. Hagámoslo en voz alta usando adjetivos como inteligente, bondadoso, leal, disciplinado, amable, cariñoso, etc. Observaremos cómo este simple ejercicio puede hacer que nos sintamos algo mejor. Repetiremos la experiencia una vez a la semana y por supuesto, si hay más de cinco cosas buenas sobre nosotros, mejor todavía: no debe haber límites.

DIARIO DE GRATITUD

Un diario de gratitud es un espacio personal en forma de cuaderno o notas digitales que nos sirve para apuntar todas las cosas pequeñas y grandes de la vida por las que estemos agradecidos. Podemos hacerlo en nuestra agenda diaria, en las notas del móvil o en un bloc de papel. Mientras nos sentamos para expresar gratitud, conscientemente nos concentramos en los buenos recuerdos e incluso podemos llegar a recordar algunos momentos felices perdidos en la memoria desde hace mucho tiempo. Hay poder en las palabras, así que es positivo no pasar por alto las pequeñas cosas, por muy poco importantes que nos puedan parecer.

VISITAS DE AGRADECIMIENTO

Todos tenemos a alguien cuyo apoyo o ayuda significó mucho para nosotros. Alguien a quien sentimos que le debemos parte de nuestra felicidad, bienestar y/o éxito. Si tenemos una persona así en nuestro entorno, que bien podría ser un amigo, alguien de la familia o un socio profesional, deberíamos ver a esa persona una o dos veces al mes. Proponer nosotros mismos el plan, ir a verle y expresarle nuestro agradecimiento una vez más, todo ello para dejar que esa persona se sienta tan importante como nosotros la vemos realmente. Se trata de intercambiar buenos recuerdos y ofrecerle nuestro apoyo. En la mayoría de los casos, las visitas de gratitud traen un sentimiento de positividad inmediato y mutuo.

NO TEMER A LA FELICIDAD

Algunas personas experimentan sentimientos de desconfianza e incertidumbre cuando por fin alcanzan un momento feliz en sus vidas. Pero si hemos trabajado lo suficiente para lograrlo y realmente nos lo merecemos, ya sea un gran logro o un pequeño éxito, hay que dejar que fluya la alegría y disfrutar del momento. Aceptar la felicidad nos hace más fuertes y agradecidos por lo que tenemos. Aprendamos a elogiar nuestros esfuerzos y a prepararnos mejor para enfrentar las dificultades en el futuro.

COMPAÑEROS DE GRATITUD

Encontrar un compañero de agradecimiento para la práctica diaria puede ser muy beneficioso y esta figura puede ser alguien muy cercano o simplemente un compañero de trabajo. Debemos reservar algunos minutos todos los días en los que nos sentemos juntos y discutamos las cosas por las que poder estar agradecidos. Buscaremos preguntas y respuestas, ya sea de manera formal o informal. Compartir pensamientos de agradecimiento con alguien es una excelente manera de mantener la motivación y fortalecer las habilidades emocionales. Sin embargo, esta técnica no tiene por qué funcionarnos siempre: habrá personas en nuestro entorno que no estén dispuestas o preparadas para este tipo de ejercicios, y debemos comprenderlo y respetarlas.

En otro orden de cosas, cuando por alguna razón sentimos miedo o ansiedad, nuestro cuerpo libera hormonas que crean las respuestas de lucha o de huida, y reaccionamos de la misma manera. El cerebro no tiene mucho tiempo para analizar lo correcto o lo incorrecto cuando comienza la segregación de adrenalina. Uno de los peores efectos o resultados de la ansiedad es que nos hace sentir inseguros y comenzamos a cuestionar nuestras fortalezas internas. A veces, los mecanismos de afrontamiento comienzan a fallar. Por ejemplo, cuando nos preocupamos demasiado por los asuntos desfavorables, inconscientemente conectamos nuestro cerebro para procesar solo la información negativa. Y como nuestra mente no puede concentrarse en información positiva y negativa al mismo tiempo, al practicar conscientemente la gratitud, podemos «entrenar» al cerebro para que preste atención selectivamente a las emociones y pensamientos positivos, olvidando los negativos o al menos apartándolos y reduciendo así la ansiedad y los sentimientos de aprensión que se pueden dar contra nosotros mismos.

Estas teorías sobre el comportamiento con miedo y ansiedad obtuvieron una mayor validación después de un estudio realizado para analizar la relación entre la gratitud y la ansiedad por la muerte llevado a cabo por el reputado psicólogo Cheng en 2011. El experimento se llevó a cabo en 83 adultos de nacionalidad china, mayores de 60 años, que se dividieron en tres grupos. A los integrantes de uno de los grupos se les pidió que escribieran notas con palabras positivas, a los de otro se les solicitó que anotaran sus preocupaciones y a los del tercer grupo se les asignó una tarea neutral. Después, los grupos fueron expuestos a estímulos que les recordaban o despertaban la ansiedad por la muerte, un miedo inevitable que todos sufrimos en algún momento. Los resultados mostraron que los participantes del primer grupo que habían escrito notas de agradecimiento presentaron menos síntomas de ansiedad que los demás participantes.

Un estudio transversal publicado en el conocido *International Journal of Social Psychiatry* encontró una fuerte correlación positiva entre la gratitud, la resiliencia y los sentimientos de felicidad. La investigación se realizó con una muestra amplia de la población adulta, y los datos estadísticos mostraron que los participantes que se sentían más agradecidos y que además practicaban el diario de gratitud se encontraban emocionalmente más fuertes que los demás. Posteriormente, una extensión de ese mismo estudio sobre pacientes depresivos mostró que aquellos que practicaron ejercicios de gratitud se recuperaron con más facilidad de la enfermedad y además se sintieron más motivados para superarla.

4. LA RESILIENCIA EMOCIONAL

Muchos psicólogos creen que **la resiliencia emocional** es una interacción de cinco componentes: la competencia social, la resolución de problemas, la autonomía, el perdón y la empatía:

- La **competencia social,** en este caso entendida como la capacidad de destacar entre los demás y la necesidad de mejorar y mantener las relaciones sociales.

- La **resolución de problemas** sería la capacidad de concentrarse en las soluciones y actuar de manera proactiva para hallarlas.

- La **autonomía** o la motivación para ejercer la libertad y exigirla en cualquier contexto cuando sea necesario.

- El **perdón** considerado como el poder interior para dejar pasar algo, aunque nos afecte, y poder seguir adelante.

- La **empatía** o la fuerza para sentir a los demás y mirar los asuntos desde su punto de vista.

Las investigaciones y los estudios más modernos indican que hay un sexto componente en la resiliencia emocional: **la gratitud.** La gratitud genera esta resiliencia emocional, nos ayuda a ver las cosas positivas de la vida, a combatir los pensamientos negativos y a reconstruir los pensamientos más pesimistas con pensamientos optimistas.

Durante y después de la pandemia, es crucial mantener los pies en la tierra y aceptar la situación que nos ha tocado vivir, incluso siendo una realidad tan dura como lo ha sido. Debemos identificar y enfocarnos solo en soluciones, tratando de mantener una buena salud, regular nuestro funcionamiento metabólico a todos los niveles e intentar controlar los desequilibrios hormonales que podamos sufrir por sentimientos pasados o presentes.

Hemos visto en líneas anteriores un simple ejercicio para recordarnos a nosotros mismos cinco cosas positivas frente al espejo. Hagamos ahora lo mismo, pero con personas que apreciamos, personas que están ahí para nosotros. Hagámosles el pequeño regalo de escribirlas o llamarlas para decirles las cosas positivas que pensamos de ellas. Si el otro ejercicio nos hizo sentir bien, este logrará bienestar y satisfacción en mucha mayor medida.

Como ya sabemos, los contratiempos e imprevistos desencadenan un estrés negativo, el cual consideramos tóxico y peleamos para deshacernos de él, pues una desintoxicación natural es, por ejemplo, la gratitud, que, como ya hemos señalado, libera eficazmente las hormonas del estrés y aumenta las emociones positivas, mejorando así nuestra situación emocional.

Un experimento realizado en tres grupos de personas, un grupo de edad muy avanzada, un grupo intermedio y un grupo de personas jóvenes, reveló que los hombres y mujeres mayores se sentían en general más agradecidos por sus vidas y obtuvieron un mayor índice de **tolerancia al estrés** que los más jóvenes, menos acostumbrados a rutinas exigentes.

Hacer pausas, respirar profundamente, reflexionar y apreciar la gratitud no es una curación rápida ni un alivio inmediato del estrés. Pero a largo plazo está más que comprobado que aumenta los niveles de bienestar y satisfacción en nuestros organismos.

Practicar la gratitud no significa que siempre seremos felices y que siempre estaremos encantados con nuestra vida, pues de sobra es sabido que existen muchos agentes externos que a veces lo dificultan. Pero la gratitud nos ayuda a aceptar cuando estamos tristes y a centrarnos en cómo reducir esa tristeza. No esperemos milagros, pero sí vamos a obtener una visión más cercana de las cosas positivas que todavía existen en nuestra vida.

Como ya hemos visto, los beneficios de llevar a cabo la gratitud son múltiples. El doctor John Medina, en su libro con un enorme éxito de ventas *Las reglas del cerebro*, sostiene que la gratitud puede ser una revelación en los tiempos más bajos. Medina indica que al mirar a nuestro alrededor y reconocer el apoyo que tenemos en ese momento, podemos cambiar con éxito el enfoque de nuestras cargas, lo cual es, sin duda, un síntoma de agradecimiento positivo.

La depresión tiene una base psicológica y neuroquímica, que puede abordarse con gratitud. Al desplazar nuestra atención de los problemas a las soluciones, la apatía desaparece y revivimos la motivación que la depresión había ya absorbido.

Como hemos mencionado anteriormente, llevar un diario en el que se escriba sobre todas las personas y cosas de la vida por las que estamos agradecidos puede marcar una diferencia notable en nuestro estado mental.

5. ALGUNOS CONSEJOS PARA LLEVAR UN DIARIO DE GRATITUD

A continuación vamos a ver algunos consejos sobre cómo preparar un diario de gratitud y mantenerlo.

Para empezar debemos comprometernos con la **práctica constante** y diaria. Reservar algo de tiempo, por ejemplo, temprano por la mañana o justo antes de acostarnos. Es bueno registrar la gratitud a la misma hora todos los días para crear el hábito.

También es interesante **repasar** las páginas que redactamos con anterioridad y recordar las cosas buenas que nos sucedieron en días pasados.

Cuando rellenemos el diario, debemos tratar de hacerlo con el mayor grado de **detalle** posible. Debemos registrar cada pequeño detalle asociado con la persona o el incidente al que estamos ofreciendo nuestra gratitud, hasta el aparentemente más mínimo puede ser significativo o acabar siéndolo.

6. AUTOEVALUACIONES DE GRATITUD

Las evaluaciones de gratitud son otro método más que adecuado para nuestro día a día. **Las autoevaluaciones** pueden ser una buena forma de evaluar cómo de agradecidos nos sentimos realmente. Además de analizar mejor nuestro nivel de gratitud, las evaluaciones aumentan la conciencia y nos presentan una variedad de posibilidades para lidiar con nuestro estrés y negatividad.

Para realizar una autoevaluación de gratitud, se pueden contestar las preguntas del siguiente cuestionario desarrollado por los psicólogos Mitchel Adler y Nancy Fagley:

- Cuando personas que apenas conozco me ayudan y se muestran amables, ¿me siento muy agradecido?

- ¿Siento una gran alegría cuando recibo el favor de alguien en algún asunto importante para mi vida?

- Cuando alguien que no espera nada de mí me ofrece un pequeño detalle, ¿me siento muy agradecido?

- ¿Valoro que alguien se sacrifique por mí, aunque solo sea con un pequeño detalle?

- ¿Suelo dar las gracias a los demás cuando me han ayudado o beneficiado en algo?

- ¿Si alguien me ayuda intento ser responsable y consecuente con este favor en señal de agradecimiento?

- ¿Valoro mucho la amistad y el amor que me ofrecen las personas que me rodean?

- Aunque valoro algunas cosas que me pasan como negativas, ¿puedo apreciar y agradecer lo que aportan a mi vida?

- Incluso en situaciones de verdadero sufrimiento, ¿considero este sufrimiento como valioso en algún sentido?

- En las ocasiones en las que solo veo sufrimientos en mi vida, ¿puedo sentir agradecimiento por haber tenido fuerzas para superarlo?

- ¿Soy consciente de que hay sufrimientos en mi vida que me ocurren para que aprenda y me siento agradecido por ello?

- ¿Cuando estoy pasando malos momentos intento pensar en las cosas buenas que tengo y logro sentirme agradecido?

- ¿Me doy cuenta de las muchas cosas por las que tengo que estar agradecido?

- ¿Cada día soy consciente de las pequeñas cosas que me ocurren y que me son regaladas?

- ¿Valoro muchas de las cosas que tengo en mi vida (cualidades personales, relaciones con otras personas, etc.)?

- Al compararme con los demás, ¿veo que hay personas mucho más desfavorecidas que yo y me siento agradecido por lo que soy y lo que tengo?

- Cuando pido a Dios o deseo cosas y ocurren, ¿suelo acordarme y dar gracias?

- Cuando en alguna ocasión ha estado a punto de ocurrirme algo malo (un accidente, una pérdida, etc.) y finalmente no ha ocurrido, ¿he dado gracias a Dios o a la suerte por ello?

- ¿Realizo ritos en acción de gracias frecuentemente (antes de las comidas, en oraciones, etc.)?

- ¿La mejor forma de estar agradecido a la vida es intentar ser feliz?

7. MEDITACIÓN DE GRATITUD

La meditación de gratitud es una técnica sencilla basada en hacer resonar nuestros pensamientos y sentimientos por todas las personas, situaciones y cosas por las que estamos realmente agradecidos.

A través de **la meditación de gratitud,** elegimos enfocarnos en nosotros mismos, en nuestros logros, en nuestros talentos, en nuestros sentimientos, en el momento presente y en nuestro mundo, nuestra familia, amigos y todos los que nos aman y apoyan incondicionalmente. La meditación de gratitud mejora la perspectiva, aclara la visión y nos libera de la carga del estrés que hemos podido ir acumulando poco a poco.

Ya hemos visto beneficios sociales de la gratitud, que son especialmente significativos aquí porque, después de todo, es una **emoción social** que fortalece las relaciones al requerir que veamos cómo otras personas nos han apoyado y afirmado y les hagamos ver el sentimiento tan positivo que provoca en nosotros tratando de inferir uno parecido en ellas.

De hecho, la gratitud es una afirmación de la propia bondad. Afirmamos que hay cosas buenas en el mundo, beneficios que hemos recibido. Cuando miramos la vida como un todo, la gratitud nos anima a identificar cierta cantidad de bondad en nuestra vida.

La segunda parte es averiguar de dónde viene esa bondad. Reconocemos que las fuentes de esta bondad están fuera de nosotros. No surgió de algo que necesariamente hiciéramos nosotros mismos y de lo que estuviéramos orgullosos. Podemos apreciar los rasgos positivos en nosotros mismos, pero la verdadera gratitud implica una humilde interacción y *feedback* de los demás.

Reconocemos que otras personas nos dieron muchos regalos, grandes y pequeños, para ayudarnos con su bondad desinteresada a lograr un estado anímico y emocional mejor en nuestras vidas.

Como hemos visto a lo largo de todo el capítulo, hay numerosas razones importantes por las que es muy beneficioso practicar la gratitud, pero sería bueno destacar algunas en particular, porque la gratitud nos permite celebrar el presente y magnificar las emociones positivas.

Nos adaptamos a las circunstancias positivas de la vida muy rápidamente y en poco tiempo el coche nuevo, la nueva amistad o pareja o la nueva casa dejan de ser emocionantes. Pero la gratitud nos hace **apreciar el valor** de las cosas (lo cual, por supuesto, no es exclusivo a bienes materiales), y cuando apreciamos el valor de algo, extraemos más beneficios de ello y es menos probable que dejen de ser emocionantes con tanta facilidad.

En efecto, bajo este punto de vista, la gratitud nos permite intervenir más en nuestra propia vida. En lugar de adaptarnos a la bondad, celebramos y apreciamos la bondad. Nos hacemos más partícipes que meros espectadores de nuestras propias circunstancias, y además, y esto es especialmente interesante, si estamos agradecidos por las personas que nos rodean, que conviven con nosotros, que trabajan con nosotros o que son parte de nuestra familia, nuestra relación con todas ellas será de mucha mayor calidad, sin envidias, sin celos, sin mentiras, sin malas intenciones. El agradecimiento es una forma muy diferente de relacionarse con el mundo.

EN RESUMEN

El enfoque de este capítulo es vital y realmente beneficioso en tiempos inciertos como los que estamos viviendo, y lo será también en las complicadas situaciones venideras. Al fin y al cabo, al poner nuestra atención y satisfacción en los momentos de agradecer de nuestras vidas, también nos inmunizamos de alguna manera contra la carga emocional que supone esta situación. Esto para nada disipa sus causas ni mucho menos nos debe insensibilizar hacia lo que está pasando, pero nos ayudará a que nos afecte de manera diferente y mejor, sin vernos superados por nuestros contextos.

Por tanto, vamos a acabar este capítulo dando las gracias a todas las personas que lo han leído y agradeciendo a la propia autora haberlo escrito. Gracias a ello, volvemos a recordar formas muy simples, pero muy útiles, para hacer de nuestra vida un viaje mucho más agradable y llevadero.

ESTRATEGIAS SIMPLES DE MEJORA

Desde que la Organización Mundial de la Salud declaró una Emergencia de Salud Pública de Importancia Internacional cuando se diagnosticaran los primeros grupos de personas infectadas en China por coronavirus, los Gobiernos comenzaron a definir las primeras medidas de contención para controlar a las personas con el fin de evitar la expansión del contagio y una de las medidas más seguidas fue el confinamiento, por lo que el hogar alcanzó gran protagonismo.

1. CÓMO HA AFECTADO ESTA CRISIS EN LOS HOGARES

A partir de la segunda quincena de febrero de 2020 aumentó el número de casos, especialmente en el norte de Italia. Esto llevó al Gobierno italiano a anunciar las primeras medidas restrictivas, y aun así la pandemia siguió extendiéndose por todo el país y comenzó a incidir en otros países. El **confinamiento** de la población ya no era algo que ocurría exclusivamente en Italia. En otros países los Gobiernos también se vieron obligados a adoptar este tipo de medidas difundidas por Internet con *hashtags* como #quédateencasa, #Iamstayingathome, #IoRestoaCasa.

Estas medidas además incluyeron el **cierre** de tiendas, excepto las que vendían artículos de primera necesidad, la cancelación de todos los eventos deportivos y el cierre de escuelas y universidades. Cuando las escuelas se cerraron, todos los servicios de apoyo educativo dirigidos a niños de todas las edades y los maestros de todos los cursos comenzaron a impartir sus clases *online*. Se iniciaron las cuarentenas para toda la población; a todo el mundo se le prohibió salir de casa, salvo por motivos de trabajo o salud comprobados e irrevocables, u otros asuntos urgentes.

Se implementó el **teletrabajo** en todas las empresas que se pudo, pero dado que la mayoría de las actividades tuvieron que cerrar, otras muchas personas perdieron su trabajo o sufrieron una severa reducción de sus ingresos. La condición de vida de las familias cambió repentina y profundamente uniéndose la crisis económica a la sanitaria.

En el entorno del hogar, el **papel educativo** de los padres comenzó a ser más crucial que antes. Los niños ya solo tenían a sus padres consigo para brindarles apoyo con las tareas escolares cuando era necesario y los padres se quedaron solos no únicamente en el cuidado de la educación en el hogar de sus hijos, sino también, en general, en el manejo de sus hijos y del entorno familiar. Todos los demás servicios educativos también cerraron: las cuidadoras y los abuelos ya no estaban disponibles y no se permitía el contacto con los amigos y compañeros. Muchos padres debieron teletrabajar y compaginar su tiempo laboral con el cuidado de los niños.

La situación llegó a ser muy problemática porque aunque la cuarentena también significa compartir con los seres queridos mucho más tiempo, representa una gran carga para los padres, llamados a asumir un papel educativo más prolongado y al mismo tiempo tratar de vivir sus propias vidas y continuar con sus obligaciones laborales diarias.

Evidentemente esta situación aumentó significativamente el estrés y emociones negativas en los padres, y particularmente, en las madres, con un efecto en cascada sobre el bienestar de los niños. Por lo tanto, a pesar de su efecto positivo en la reducción del número de nuevos casos infectados, la restricción de movilidad y el aislamiento social asociados con la cuarentena fueron determinantes para el bienestar psicológico de las familias.

Relacionado con esto, la situación sanitaria de muchos países se volvió muy frágil, pues los **hospitales** estaban sobrepoblados y la cantidad de **muertes** seguía aumentando, así como el número de personas infectadas. Todo ello generó miedo y preocupación en padres e hijos, incluso en las familias que no se tuvieron que enfrentar directamente a problemas de salud relacionados con el virus.

Los estudios sobre pandemias previas en todo el mundo que tienen algunos aspectos en común con la situación de COVID-19 confirmaron una alta presencia de angustia psicológica, como depresión, estrés, irritabilidad y síntomas de estrés postraumático asociados con la cuarentena, cuyos efectos son muy duraderos, ya que continúan durante años después del brote de la enfermedad. Por tanto, es importante que tomemos medidas y precauciones a nivel individual y familiar para tratar de que nos afecte, a nosotros y a los nuestros, en la menor medida posible.

Por otra parte, **la violencia doméstica,** que ya era un problema de salud pública mundial, a raíz de la epidemia, ha tenido incrementos preocupantes. La crisis se ha relacionado con el aumento de la violencia interpersonal, incluida especialmente la violencia hacia las mujeres. La declaración de cuarentena generó un impacto negativo en la seguridad porque la tensión del confinamiento aumentó los comportamientos negativos de los maltratadores. Además, los límites a la movilidad física aumentaron la vulnerabilidad de las mujeres y los niños que sufren abusos y violencia.

A medida que la pandemia fue avanzando, el impacto en las mujeres se fue haciendo más palpable y aumentaron las **brechas de género** en diferentes ámbitos que afectan especialmente a las mujeres: en el uso de los recursos públicos, en el acceso al empleo, en las tareas de cuidado y en la independencia económica, entre otros.

La Agencia de las Naciones Unidas para la Igualdad de Género y el Empoderamiento de las Mujeres (ONUMujeres) ha tenido que plantear medidas específicas para reducir el impacto de la crisis en mujeres y niñas y garantizar que puedan beneficiarse de los esfuerzos de recuperación a largo plazo. Porque en esta pandemia las mujeres han sufrido el impacto más severo. Por otro lado, la población femenina también constituye la pieza clave para de la recuperación comunitaria, ya que, por ejemplo, en España, cerca del 70% del personal de atención médica y servicios sociales son mujeres.

2. CÓMO MEJORAR NUESTRO ENTORNO MÁS PRÓXIMO

Ante este panorama, la comunicación se torna de vital importancia para estar en contacto con las personas que viven en otros domicilios, ya sean familiares, amigos, inquilinos, etc., y, especialmente, entre las personas que conviven en un mismo espacio.

Es necesario aprender a organizarnos de otro modo, tanto en la organización doméstica por las responsabilidades compartidas, como en cuestiones más personales o íntimas. Asimismo, debemos aprender a organizar el ocio y saber respetar los momentos individuales de los demás.

Después de esta pandemia y en previsión de que una situación parecida pudiera volver a suceder, tenemos una gran oportunidad para encontrar momentos en los que hablar de las cuestiones anteriormente mencionadas.

Cada familia funciona y se relaciona de manera diferente, sus ritmos de vida también lo son, por lo que habrá familias que necesitarán un mayor aprendizaje para mejorar los aspectos de su convivencia y otras que hayan demostrado su solidez en este tiempo de pandemia.

En cualquier caso, es importante buscar el **equilibrio** entre lo personal y el respeto a los demás. Esto conlleva aprender a cultivar la paciencia, mejorar la flexibilidad e implantar la comprensión y la tolerancia como base para todas nuestras interactuaciones.

Por ello, la búsqueda constante del equilibrio entre la comprensión, la tolerancia y la paciencia facilitará enormemente la comunicación.

Los conflictos que no se abordan desde el **diálogo** se pueden diluir o incrementar, por lo que si en un día o dos como máximo no se han resuelto de manera natural, habrá que afrontarlos hablando y tratando de ceder en la medida de lo posible.

Por eso, es importante facilitar que cada persona pueda expresarse: debemos escucharnos, comprendernos y buscar siempre el consenso que haga que la convivencia sea fácil y llevadera.

Es importante cuidar la manera en que nos hablamos los unos a los otros, sobre todo entre los que compartimos un mismo espacio. El objetivo siempre es mantener la calma para vivir en paz.

Recordemos la importancia de mantener **rutinas diarias** que nos ayuden a normalizar esta nueva realidad, sobre todo, las personas que aún están teletrabajando. Veremos a lo largo de este capítulo algunas estrategias para mejorar nuestro entorno más próximo, es decir, nuestro hogar y nuestra convivencia familiar.

Debemos aprender a respetar las emociones de las personas que conviven con nosotros, y al mismo tiempo no debemos sentirnos culpables por estar más ansiosos o tristes. La nueva realidad es más incómoda para la mayoría y es algo que no tenemos prohibido mostrar.

Tenemos que entender que nuestros mayores aún siguen muy asustados y comprender que cada persona tiene reacciones muy distintas para enfrentarse al miedo, que, como todos sabemos, es una emoción básica y muy contagiosa. El **miedo** también puede ser una emoción positiva, porque nos permite ocuparnos del peligro y adoptar medidas preventivas para evitar otros males o males mayores. Lo que sucede es que el cerebro no distingue el origen del miedo. Por eso es preciso analizar este tipo de respuesta con nuestros mayores o nuestros niños con el fin de hacerla más racional.

Es imposible saber lo que va a pasar en el futuro, pero ahora es responsabilidad de todos actuar en el momento presente y reforzar nuestros vínculos. Hemos de evitar confrontamientos y dramatizar, tratar de ocuparnos en lugar de preocuparnos, focalizarnos en todo aquello que podamos controlar, y ante lo que no podamos controlar debemos intentar disminuir la ansiedad. No debemos centrarnos en pensamientos negativos o exagerados ni dejar que lo hagan nuestros seres queridos.

Es importante **reconocer las emociones** que ha generado esta nueva realidad. A pesar del tiempo que ha pasado después del primer confinamiento en España, sigue siendo básica la comunicación entre las partes. Es el momento de volver a la paciencia y de aprender a buscar acuerdos.

Hay que cambiar de estrategia y comunicarnos de otra forma: expresar cómo nos sentimos en vez de reaccionar con reproches y juicios. Hará falta mucha **empatía** y almacenar dosis de **paciencia** para gestionar los periodos de malestar.

Se ha de aprender a respetar todos los puntos de vista. En todas las familias existen personas que no concuerdan entre sí, por más cercanas que sean, pero seamos conscientes de que las diferencias enriquecen la diversidad. Por lo tanto, no debemos gastar energía en discutir con aquellos que no comparten nuestra forma de ver el mundo. Por el contrario, se trata de mantener una comunicación fluida. Como hijos debemos contarles a nuestros padres cómo nos van las cosas y mantenerlos informados para que estén tranquilos, y como padres debemos mostrar a nuestros hijos la máxima comprensión e interés por el ritmo de su vida.

Para **lograr una comunicación y un ambiente saludable en la familia** debemos esforzarnos en:

- Buscar momentos concretos del día para hablar todos juntos.
- Involucrar a todos los miembros de la familia en todo aquello relacionado con el hogar.
- Procurar respetar los turnos de palabra.
- Tener en cuenta las opiniones de todos.
- Adoptar decisiones consensuadas.

En realidad, en el entorno familiar todos deberíamos ser los aliados más cercanos, las mayores fuentes de amor y apoyo. Sin embargo, con demasiada frecuencia, nuestras interacciones con la familia están llenas de malentendidos, resentimiento y disputas que pueden poner en riesgo las relaciones equilibradas entre sus miembros.

Aquellos a quienes deberíamos querer profundamente acaban sintiéndose adversarios o extraños. La familia es donde se crean nuestros primeros y más fuertes recuerdos emocionales, y es por eso por lo que debemos poner nuestro máximo esfuerzo en lograr una buena armonía familiar, ya que se verá reflejada en todo lo demás.

Los conflictos más comunes en las familias son los siguientes:

- **Problemas entre hermanos.** Se trata de uno de los problemas familiares más habituales. En este caso lo más apropiado es abordarlos con comunicación asertiva entre ellos.

- **Problemas en la pareja.** Pueden suceder en cualquier etapa. Por ello la comunicación debe trabajarse desde el inicio de la relación. Trabajar la confianza y la sinceridad hará que los conflictos sean mucho más fáciles de responder.

- **Conflictos por el dinero.** Los conflictos económicos son de los más tensos dentro de una familia. Es importante priorizar la tranquilidad al hablar de estos temas, ya que con dinero de por medio, es muy fácil perder la paciencia.

- **Problemas familiares por salud.** Cuando existen problemas de salud en la familia, los conflictos son más difíciles de gestionar emocionalmente. Por lo general, los problemas se relacionan con la alta demanda de atención, tiempo, dedicación y esfuerzo que requiere la persona enferma.

- **Conflictos con hijos adolescentes.** La adolescencia es una etapa difícil de llevar ante los constantes cambios que atraviesan los jóvenes. Las relaciones familiares en la adolescencia pueden cambiar repentinamente la interacción con los hijos a la que los padres se habían acostumbrado. Estos conflictos siempre serán mucho más fáciles de resolver si mantenemos una buena comunicación desde la infancia.

- **Conflictos por tareas del hogar.** Sin lugar a dudas mantener una buena convivencia es un tema central de relaciones intrafamiliares. Es importante que todas las personas del hogar colaboren en su medida con las responsabilidades que implica llevar una casa adelante.

- **Conflictos por rendimiento académico.** Esta situación es una de las más comunes entre padres e hijos. En muchas ocasiones los padres reaccionan con enojos, lo cual termina siendo contraproducente porque el problema académico se vuelve más difícil de resolver.

La conciencia activa, la empatía y la capacidad de ser conscientes de nuestros propios sentimientos y tratar de estar permanentemente en sintonía con nosotros mismos y con los demás, nos ayudan a responder correctamente a las necesidades de nuestros seres queridos.

Cuando sabemos cómo nos sentimos, las emociones de los demás no nos pueden manipular, y tampoco podemos culpar a los demás por los conflictos familiares cuando detectamos en nosotros los mismos sentimientos problemáticos.

3. ESTRATEGIAS PARA MEJORAR LAS RELACIONES FAMILIARES

Las mejores estrategias para enriquecer las relaciones familiares se centran en comunicar los sentimientos a nuestros seres queridos, ya que las relaciones cercanas se centran en los sentimientos. Sin esta intimidad emocional, el contacto familiar se convierte en una carga, porque nadie se siente cómodo pasando tanto tiempo con personas que le resultan ajenas y extrañas.

Si queremos que todos los miembros de la familia se conozcan y se acepten, debemos comenzar con nuestra propia honestidad y **apertura emocional.** Cuando lo hacemos, lo que sucede a continuación es un grupo familiar mucho más razonable y efectivo en el que los miembros están cada vez más unidos.

Si pretendemos que los demás miembros de la familia nos escuchen, debemos escuchar nosotros a los demás. La falta de comunicación es la queja más fuerte en la mayoría de las unidades familiares.

Asimismo, tenemos que aprender a manejar nuestras emociones y enseñar a los demás a hacerlo. Todos los sentimientos están bien, pero no todos los comportamientos. Hay que intentar modelar un **comportamiento** que respete y aliente los sentimientos y derechos de los demás.

Hemos de crear un modelo de familia donde reine la **generosidad** tanto al recibir como al dar. Dar y recibir son realmente partes del mismo continuo. Si no damos, nos resulta difícil recibir, y si no podemos recibir, realmente no tenemos mucho para dar. Es por eso por lo que el desinterés llevado a los extremos es muy poco beneficioso para los demás.

Además, debemos tener cuidado con lo que comunicamos en los silencios. Los más jóvenes y los más mayores son especialmente sensibles a las **señales no verbales.** Más que nuestras palabras o el tono de voz, la postura, el lenguaje corporal y las expresiones faciales transmiten nuestros sentimientos. Tenemos que ser cuidadosos con los niños más pequeños para no transmitirles todas nuestras frustraciones o problemas. Las palabras cariñosas que se expresan con los dientes apretados las sienten confusas.

Por otra parte, no podemos pretender resolver todos los problemas de nuestros seres queridos. Cuidar de la familia no significa hacerse cargo de todos los problemas, nuestro deber es dar consejo o incluso, en algunas ocasiones, proteger a nuestros familiares de sus propias emociones, ayudarles a descubrir sus propias fortalezas y transmitirles que pueden contar con nosotros cuando lo necesiten, pero debemos ser conscientes que habrá problemas que no podamos solucionar.

También es clave ser **consecuentes** con nuestros actos. Los valores se transmiten a través de los actos. Por eso, debemos ser un ejemplo para todos los miembros de la familia, no un incordio.

Y cuando cometamos errores, debemos saber reconocerlos ante todos, incluidos los miembros más jóvenes de la familia. Hemos de saber **pedir perdón** cuando herimos a los demás, en esto se basa el modelo de humildad e integridad emocional. Nadie es perfecto y todos podemos aprender de nuestros errores y de los demás a cualquier edad. Saber disculparse demuestra que también sabemos perdonarnos a nosotros mismos y, además, hace más fácil perdonar a los demás.

Otra cuestión importante es detectar cuáles son las necesidades de cada persona. No debemos suponer que la abuela necesita los mismos signos de amor que nuestro hijo de tres años ni que tienen las mismas necesidades. No se puede tratar a todos por igual ni esperar el mismo trato de todos.

Derrochemos generosidad al expresar nuestro amor. Todos en una familia, especialmente los niños pequeños, necesitan sentirse queridos, necesitan la tranquilidad emocional de las palabras, los gestos y las miradas cariñosas.

Pongamos atención a aquellos que aparentemente exigen menos atención emocional porque quizá sean los que más la necesiten.

En primer lugar y ante todo, debemos **mirarnos a nosotros mismos.** Una familia es un sistema formado por individuos interdependientes, no podemos culpar a nuestra familia de origen por la forma de ser que tenemos hoy si no nos gusta vernos como realmente somos, pero tampoco podemos adjudicar todo el mérito de nuestra felicidad personal a nuestra pareja o hijos: lo que somos es lo que nosotros mismos hemos construido.

El mejor camino para que una unidad familiar funcione y para solucionar cualquier problema familiar es que cada miembro atienda su propia salud emocional. Cuando actuamos haciendo valer nuestras propias necesidades emocionales, todos los miembros de la familia se darán cuenta de que la independencia emocional no solo lo beneficia a uno mismo, sino a toda la familia, y es posible que todos sigan nuestro ejemplo rápidamente.

Debemos también recordar que la coherencia genera confianza. Algunos estudios han demostrado que la falta de congruencia destruye la confianza. La **coherencia emocional** intermitente hará que quienes nos aman y dependen de nosotros, especialmente los niños más pequeños, se confundan y se desconcierten. Por eso es tan importante tratar de mantener activa la sensatez a la hora de argumentar con la familia.

Pertenecer a una unidad familiar, estar cerca unos de otros, no significa que tengamos que ser todos iguales. A veces, los lazos familiares ciegan la singularidad de algunos miembros. No todos sus componentes tienen que pensar igual. Ni se puede esperar que todos los hijos tengan los mismos talentos que sus hermanos, aunque se parezcan mucho, ni podemos esperar que nuestros hijos sigan nuestros pasos. Este es uno de los errores más frecuentes que cometemos los padres. Cada miembro de la familia debe tener su identidad, su idiosincrasia y la libertad de elegir su camino.

Por otra parte, conocer a las personas durante toda la vida no significa comprenderlas. Todos vamos cambiando y evolucionando, y, sin embargo, a veces parece que solo somos conscientes de nuestros propios cambios. A pesar del paso del tiempo tratamos a nuestros hijos como si siguieran siendo niños pequeños, o nuestros padres nos tratan toda la vida como «la cabra loca» que fuimos durante la adolescencia aunque nos hayamos convertido en una persona muy distinta, con todos nuestros logros y vivencias.

Ahora que conocemos y entendemos el concepto de empatía podemos alejarnos de **patrones estancados** de interacción y conceder a los demás la atención que nos gusta recibir a nosotros. Cuando estemos con la familia, no debemos buscar automáticamente el refugio conversacional de hablar sobre los viejos tiempos. Tenemos que intentar averiguar qué hay de nuevo y demostrar que realmente nos importa, tratar de obtener detalles, escuchar con cuerpo y mente, y además hacer a los demás también partícipes de nuestras andanzas y novedades.

Por descontado, debemos evitar las **críticas** que no sean constructivas. Si hay algo que un familiar está haciendo y no nos gusta, tenemos que buscar la manera de decírselo sin que le suene como una crítica negativa porque sería contraproducente. De hecho, cuando criticamos a un familiar, solemos generar una resistencia que termina convirtiéndose en un muro infranqueable para poder ayudar o aportar alguna opinión.

En cambio, sí es fundamental celebrar los **logros personales,** felicitar a nuestros familiares cuando hayan superado alguna meta, cuando hayan conseguido algo que consideren importante. Es un buen gesto y demuestra interés por sus vidas.

Asimismo, hay que tener mucho cuidado con los recuerdos emocionales destructivos. A veces los **fantasmas del pasado** nos persiguen y no somos conscientes de ello; incluso transmitimos nuestra ira y nuestra rabia a nuestros hijos o pareja. Es importante reflexionar sobre esto y analizar si algunos recuerdos o patrones del pasado se están imponiendo en nuestro comportamiento actual. Debemos saber canalizar nuestra ira y saber de dónde proviene esa rabia que estamos descargando sobre nuestra pareja o hijos.

Una clave para lograr buen ambiente en casa es dedicar **tiempo** a la familia. Es importante para una buena convivencia dedicar un periodo de tiempo en el día a compartir y saber cómo están todos y cada uno de sus componentes.

Y en el caso de que ya no convivamos con nuestra familia, debemos tratar de llamarla frecuentemente y generar un espacio para ir a visitarla. Es muy positivo hacerle saber que siempre la tenemos en cuenta. También está demostrado que **compartir actividades** juntos fortalece los vínculos con la familia y enriquece las relaciones de sus miembros, además de mejorar notoriamente la comunicación.

Por otro lado, hay que aprender también a abrazar los **cambios** que trae el paso del tiempo. Ninguno queremos que nuestros padres envejezcan, tampoco que nuestros hijos crezcan y se marchen de casa. Pero hemos de aceptar el miedo natural que nos provoca el crecimiento de los hijos y el envejecimiento de nuestros padres. Para ello, debemos aplicar nuestra inteligencia emocional y sacar a relucir nuestra empatía para descubrir que esos momentos son irrepetibles y además poseen cualidades únicas.

Las relaciones con la **familia política,** por ejemplo, nueras o suegros, también suelen ser complicadas. No es una regla general, desde luego, porque existen muchas familias en las que se da una buena comunicación entre todos sus miembros, pero otras veces el salto generacional nos sitúa en un abismo de separación insalvable que deberíamos evitar, pues nuestros mayores se merecen nuestro máximo respeto y cuidado. En esta pandemia son los que más han sufrido.

4. CÓMO AYUDAR A LOS MÁS MAYORES

Si han sufrido una **pérdida** de la pareja, hijos, amigos, es esencial que los acompañemos en el proceso del duelo, respetando sus sentimientos, su tristeza, su sensación de vacío, y facilitando su expresión emocional a todos los niveles.

Debemos, además, estar muy atentos a sus cambios en el **estado de ánimo.** Sus expresiones de calma y serenidad ante la muerte pueden estar enmascarando una sintomatología depresiva o ideas suicidas. Por ello hemos de ayudarles a reconstruir su vida dando sentido y renovando de significado toda su historia vital.

Ahora más que nunca hijos y nietos deben ayudarles en la **planificación** de tareas y recordarles la importancia de la práctica de ejercicio físico, tratar de buscar actividades para que no pierdan la agilidad mental, y al fin y al cabo buscar siempre la forma de reforzar su independencia y autoestima.

Es importante también el ajuste de las **nuevas rutinas** y el mantenimiento de hábitos que desarrollaban antes de la pandemia y el confinamiento. Esto reducirá la desorientación y la sensación de falta de control.

En relación con este punto, las relaciones sociales también se han visto y se seguirán viendo afectadas de manera sustancial, lo que podría incidir en el bienestar emocional de los ancianos, sobre todo en las personas que viven solas y les gustaba relacionarse a través de viajes, bailes y fiestas organizadas por las asociaciones a las que pertenecen.

Por todo ello, es el momento de replantear nuevas actividades que sí puedan llevar a cabo nuestros familiares de más edad.

5. CÓMO AYUDAR A LOS ADOLESCENTES

Es posible que dentro de una familia algunos miembros piensen igual o tengan los mismos gustos. Sin embargo, lo que es prácticamente imposible es que los hijos adolescentes piensen igual que sus padres. En estos casos, la batalla es diaria, y lo curioso es que luego ellos repiten los patrones de comportamiento casi exactos que los de sus padres. En muchas ocasiones es ahí donde se crea un fuerte roce que puede dificultar el buen entendimiento entre todos.

En cuanto a los adolescentes, debemos recordar que es una etapa muy delicada, llena de **cambios** sociales y emocionales, con la consiguiente maduración afectiva y sexual y los cambios intelectuales. No debemos olvidar que los adolescentes nos necesitan a los adultos en el afrontamiento de situaciones críticas, y es importante que los ayudemos en la adaptación a la nueva realidad después de la pandemia.

Sus iguales a estas edades suele representar su mayor fuente de satisfacción. En la adolescencia se empieza a practicar la **vida social** de forma independiente de los padres, y a esas edades a todos nos gusta pertenecer a un grupo y empezar a compartir aficiones, reflexiones o gustos. La pertenencia al grupo dota de una identidad al adolescente conformándose en este una serie de normas y nuevos valores. Por ello, es importante facilitar la conexión del adolescente con su grupo de iguales permitiéndoles salidas y el uso responsable de las nuevas tecnologías.

Durante la pandemia, la baja percepción de riesgo inherente a la etapa adolescente ha conllevado, en muchos casos, **conductas de riesgo.** Muchos adolescentes se han negado a seguir las normas establecidas por las autoridades sanitarias en cuanto al uso de la mascarilla o a observar otras medidas de autoprotección, han pretendido desobedecer las normas de autoridades civiles organizando fiestas para mantener sus relaciones sociales llevando, además, conductas de consumo de sustancias tóxicas, problemas con el alcohol, etc.

La adolescencia, además, se caracteriza por ser una **etapa de transición** de la época infantil a la adulta, y en esta etapa aumentan, además de la rebeldía, la impulsividad y la inseguridad. En ocasiones, predominan conductas no deseadas, que llegan incluso a poner a los jóvenes en peligro.

Cuando los chicos de estas edades perciben las limitaciones y las normas como algo impuesto que coarta su libertad, tienden a realizar conductas con las que reinstaurar esa sensación de autonomía e independencia.

Por ello, debemos entender su forma de percibir la vida y establecer el máximo de diálogo posible con ellos, ayudarles a validar sus sentimientos y a formar sus opiniones y sus puntos de vista. De esta manera, además de acompañarlos en su maduración, abriremos la puerta a una **comunicación** mucho más eficaz a través de la cual podremos abordar cómo evitar que se dejen llevar por conductas de riesgo.

Es importante establecer momentos de **conversación,** con debates constructivos. La comunicación es esencial siempre, pero con estas edades se hace incluso más importante. Debemos adoptar con los adolescentes **técnicas de negociación** que les ayuden a seguir las normas y horarios que deseamos implantar. Pero al mismo tiempo también tenemos que aprender a ser flexibles con sus actividades y sus necesidades.

Lo que han de percibir es que estamos disponibles para cuando nos necesiten, y hacerlo respetando sus espacios. Esto requiere una combinación de apoyo físico y emocional. Básicamente, tenemos que estar presentes si pretendemos que se abran con nosotros. Esto no solo significa estar físicamente presente;

significa apoyarlos en los buenos y en los malos momentos, en suma, en los momentos más destacados.

Puede ser realmente difícil para un adolescente abrirse cuando está luchando. Por eso debemos ser muy pacientes, y mostrarles todo nuestro amor y aliento mientras navegan por la vida a esta edad tan complicada.

A veces puede parecer que nuestros hijos adolescentes se están alejando, pero en realidad necesitan estar con nosotros, solo que dentro de sus términos. Por eso hay que intentar aprender sobre sus gustos, sus intereses y pasatiempos, y tratar de probar juntos algunos de ellos, conocer su música, sus juegos, sus series, etc.

Cuando los adolescentes se sienten excesivamente controlados, es cuando pueden distanciarse. Pero si sienten que estamos interesados en pasar tiempo con ellos haciendo algo que les gusta, es más que probable que aprovechen esta oportunidad y se acerquen más.

Hay que aprender sobre sus lenguajes, sobre sus formas de expresar el amor, cómo lo muestran y cómo reciben amor. Esto sí que puede ser una gran herramienta para crear vínculos y construir límites compartidos. Este tipo de conexiones llevan su tiempo, como muchas otras en la vida. Tenemos que ser pacientes, abiertos y auténticos. Ser padres de un adolescente no es tan aterrador después de todo.

En la adolescencia aparece una mayor curiosidad por conocer el mundo que rodea al menor, que empieza a desarrollar una opinión crítica sobre sí mismo y el entorno. En definitiva, se trata de comprender la visión del otro, adoptar actitudes que puedan ayudar y evitar discusiones o solucionar problemas.

6. CÓMO MEJORAR NUESTRO HOGAR

A lo largo de este capítulo, y en general de todo el libro, hemos estado analizando múltiples formas de mejorar nuestras relaciones, nuestra salud mental y la de los que nos rodean, y ahora vamos a ver también cómo mejorar nuestro hogar para que nos aporte mayor calma y bienestar y para estar preparados por si tuviéramos que pasar de nuevo por un confinamiento.

Vivir rodeados de **orden** es casi tan importante como el pensamiento positivo o la creación de rutinas. El orden transmite sensación de paz y felicidad.

Aunque nos parezca increíble, podemos recuperar en gran parte el control de nuestra vida a través del orden del hogar. Ordenar una vida problemática o caótica puede parecer una misión imposible. Y, por otra parte, el orden en el hogar puede parecer algo muy básico y rutinario, y realmente puede dar la sensación de que no tiene ninguna relación con nuestra felicidad, pero pronto vamos a comprender que están íntimamente relacionados.

El ser humano no es tan diferente de sus antepasados ni de otros animales que tienen guaridas y marcan sus territorios. Todas las personas tenemos apegos fundamentales al lugar y al espacio. Todos aportamos significado al lugar y al hogar donde vivimos. De hecho, nuestras casas son espacios de memoria que nos ayudan a mantener vivo lo que ha dado sentido, bienestar y felicidad a nuestras vidas.

No es de extrañar que para muchas personas la sensación de hogar y lugar esté determinada únicamente por la habitación que tenían en casa de sus padres, y puede evocar fuertes recuerdos y sentimientos décadas después de haber dejado el hogar familiar.

Hay pruebas bastante sólidas de que el entorno en el que vivimos está estrechamente relacionado con el bienestar, es como si nuestro apego al territorio estuviera integrado en nuestro ADN.

Todos necesitamos un lugar que poder llamar **hogar.** El hogar nos brinda control, pertenencia, identidad y privacidad, entre otras cosas. Pero, sobre todo, es un lugar que nos proporciona **protección,** el lugar del que salimos cada mañana y al que regresamos cada noche.

La cultura occidental está fuertemente arraigada en sentimientos de independencia y autonomía. Vivimos en una sociedad que se preocupa por la libertad, y parte de ese desarrollo es haber podido crear un espacio para uno mismo y tener un lugar propio desde el cual poder mirar el mundo.

Todos vemos los aspectos de nuestro entorno de una manera muy personal y particular. Podríamos estar hablando con nuestros dos hijos de la casa en la que se criaron, de un rincón del jardín que para uno era terrorífico mientras para el otro era parte de la portería de fútbol y lo recuerda con todo cariño. Los **recuerdos** se convierten en parte de la historia de la vida de una persona, y a menudo son fundamentales para su sensación de bienestar y la evaluación de su vida. No podemos entender en muchas ocasiones lo que la gente que nos rodea piensa o dice sin entender la historia de su vida.

El papel del hogar y el sentido de lugar en la historia de la vida de una persona pueden ser muy significativos. A medida que las personas vamos enve-jeciendo, la historia de nuestra vida adquiere mayor importancia, aunque solo sea por el tiempo vivido. Pasa de ser solo un grupo de recuerdos a convertirse en el recurso al que podemos acudir para recordar nuestro lugar en el mundo y todos nuestros logros.

Asimismo, el significado del hogar de una persona se enriquece con los re-cuerdos. Se va creando un **vínculo emocional** que va creciendo con el tiempo. Este vínculo contribuye a nuestro bienestar emocional, nuestra autoestima y nuestra confianza para hacer las cosas.

Además, existe una fuerte familiaridad con el entorno físico. Esto es particu-larmente importante si una persona ha perdido con el tiempo algunas habilida-des físicas y cognitivas. Conocer su hogar ayuda en gran medida a compensar y a sentirse cómodo en su espacio vital, contribuye a su bienestar.

El sentido de apego al hogar puede volverse tan fuerte que se convierte en parte de su identidad emocional.

7. BENEFICIOS DEL ORDEN EN EL HOGAR

El hogar, incluso, puede ayudarnos a compensar otras pérdidas en nuestras vi-das, como la muerte de un cónyuge, el final de nuestra carrera profesional o la inevitable reducción del círculo de amigos. El hogar se convierte en un **refugio emocional,** un lugar donde todavía podemos tener el control.

Hemos visto la importancia del concepto de hogar, pero además los beneficios de ordenar el mismo también han sido comprobados por la ciencia. Las personas que disfrutan ordenando sus hogares son más relajadas y padecen menos estrés, según algunas investigaciones.

En realidad, no hay más que beneficios en la costumbre de ordenar, ya que la armonía en el hogar tiene una lectura importante a nivel psicológico, y es que, para muchos psicólogos, el orden de la casa podría considerarse un reflejo de lo que ocurre en la mente de las personas.

De esta forma, un espacio ordenado tiene muchas más posibilidades de ir acompañado de bienestar emocional y mental, y al contrario, una casa desordenada puede reflejar emociones negativas, como tristeza o angustia.

Otro beneficio importante de organizar nuestro espacio es la **reducción del estrés.** El simple hecho de tener un sistema más eficiente puede ayudar a minimizar el estrés, a mejorar un estado depresivo e incluso afecciones, como úlceras o enfermedades cardíacas.

En un entorno desordenado se hace más difícil limpiar y acabamos por tener polvo acumulado, por lo que la exposición prolongada a estos espacios tan polvorientos puede provocar **alergias** o incluso bronquitis crónica. En cambio, un hogar ordenado conlleva algunos **beneficios,** como los siguientes:

- El ahorro de tiempo buscando cosas.
- El ahorro de dinero al no comprar artículos que ya se tienen.
- La obtención de mayor energía y paz al tener el hogar organizado.
- La tranquilidad y confianza de saber dónde se encuentran las cosas.
- La reducción del estrés relacionado con artículos perdidos o información extraviada.
- La gestión de muchas actividades y plazos de forma más eficaz.
- Mayor tiempo para hacer las cosas que realmente queremos hacer.
- Tener un hogar más atractivo y acogedor.
- La obtención de mayor espacio de almacenamiento.

Existe, pues, una estrecha relación entre el **orden interior,** es decir, el de nuestra mente, y el **orden exterior,** es decir, el de nuestro hogar.

A veces sentimos una necesidad enorme de ordenar, incluso de cambiar de sitio los muebles, de despejar el cuarto de juguetes de los niños o de organizar la mesa de trabajo, llena de libros y documentos. Cuando eso ocurre es simplemente porque nuestra mente necesita recuperar energía, motivación o renovarse de algún modo. Durante el confinamiento, especialmente, muchas personas han abordado estos cambios externos con objeto de obtener también cambios internos profundos.

El comienzo de año y el final del verano son también momentos habituales en los que decidimos cambiar. Así podemos pasar página y empezar una nueva etapa desde cero. Cuando conseguimos recolocar todo en su sitio, deshaciéndonos de aquello que podemos considerar inútil y organizamos lo que queremos conservar, no solo ponemos orden a nuestro espacio físico, sino que también hacemos algo muy positivo para nuestra mente.

En muchas culturas, incluso existen ceremonias en las que se queman objetos viejos, cartas o representaciones simbólicas de personas que han sido negativas para de este modo poder recuperar la **paz interior.** En la noche de San Juan se lanza a la hoguera todo aquello que nos trae un mal recuerdo o todo lo que, por alguna razón, ya no queremos que siga formando parte de nuestra vida.

A medida que ordenamos podemos reflexionar sobre qué es lo que verdaderamente necesitamos, sobre lo que nos hace más felices o sobre lo que nos incomoda. Vamos adquiriendo conciencia de todo aquello que ya no es importante y de lo que sí lo sigue siendo. En definitiva, el orden nos ayuda a priorizar y a pensar en necesidades inmediatas y futuras.

Pero también es importante puntualizar que, al hablar de orden, no estamos hablando de una casa impoluta e impecable, ordenada a la perfección en la que ningún objeto pueda estar fuera de su sitio. No se trata de una obsesión por el orden.

De lo que se trata es de encontrar nuestro equilibrio para lograr mejorar el orden en casa y para mejorar nuestro orden interior y el de todos los que conviven con nosotros. Esta tarea a veces constituye una gran batalla, que se debe abordar poco a poco, sin grandes tensiones. De lo contrario, será contraproducente y crearemos una nueva fuente de estrés.

Lo primero que debemos hacer antes de empezar a ordenar es reflexionar para adquirir conciencia de cómo nos encontramos nosotros y los demás miembros y reflexionar también sobre el porqué de todo este desorden.

Una buena fórmula es empezar a crear hábitos y rutinas sencillas, por ejemplo, organizar turnos, dejar cada cosa en su sitio después de usarla, asignar un lugar para cada cosa, unificar todo lo que sea de la misma categoría, libros con libros, bolsos con bolsos, documentos con documentos, cosas de desayuno con cosas de desayuno, toallas con toallas, etc. Estas tareas son sencillas y pueden abordarlas también los más pequeños de la casa.

Debemos deshacernos de todo aquello que ya no utilizamos, aquello que esté roto, aquello que por alguna razón ya no nos gusta. Tenemos que vivir rodeados solo de lo que nos gusta, lo que nos proporciona relajación y bienestar, y lo que necesitamos. De este modo, además, tendremos menos cosas de las que preocuparnos y ocuparnos. Para discriminar qué cosas tirar y qué cosas guardar, hagamos memoria. Mucho de lo que llevamos más de un año sin utilizar en realidad no nos sirve.

En circunstancias normales, organizar la casa implica cuestiones como cambiar los muebles de sitio, estructurar cajas, ordenar los armarios de usos múltiples, etc. Pero la pandemia, y el necesario confinamiento, han dado lugar a una nueva realidad que incluye actividades adicionales, como trabajar desde casa, estudiar y dar clase en el hogar más horas por el cierre de muchas bibliotecas, buscar un hueco para hacer algo de ejercicio físico, ya que todavía muchos gimnasios continúan cerrados, etc.

Por lo tanto, es el momento idóneo para decidir cómo queremos organizar la casa para lograr mayor armonía y, además, poder hacer todas estas actividades extra dentro nuestro espacio limitado.

Todo irá bien con el esfuerzo y la colaboración de todos. Solo es cuestión de tiempo. Siguiendo al menos algunos de estos consejos y recomendaciones podremos apreciar las mejoras en nuestro entorno más próximo.

EN RESUMEN

Todos podemos hacer algo por mejorar nuestro entorno más próximo sobre-poniéndonos a cuestiones como el confinamiento y el tener que compaginar teletrabajo, telestudio y vida familiar. Saber resolver los conflictos familiares mejora las relaciones, poniendo especial atención en los más vulnerables como ancianos y adolescentes y mejorar el orden en casa para conseguir un hogar más armonioso son pasos fáciles de seguir en pos de una mejor salud mental.

NUEVAS RUTINAS CREATIVAS

C rear rutinas y hábitos saludables, incluso cuando no lo podemos hacer con un horario estricto, es tremendamente útil en momentos de impre-visibilidad, incertidumbre y estrés. De hecho, es lo que de forma más natural ha hecho mucha gente para autoprotegerse en esta pandemia.

Implementar una nueva organización de nuestra vida puede darnos una agradable sensación de control. También puede mejorar nuestro propio enfo-que, nuestra organización y nuestra productividad.

Establecer rutinas va más allá de tener algunas responsabilidades diarias. Es una forma de vivir que implica trabajo y esfuerzo personal, una labor de disciplina interior, pero que nos reportará numerosos beneficios, como veremos a lo largo de este capítulo.

1. ¿QUÉ SON LAS RUTINAS?

Definamos qué significa rutina: una rutina es una secuencia de acciones que se realiza repetidamente. La rutina implica una práctica que, con el tiempo, se desarrolla de manera casi automática, sin necesidad de implicar el razonamiento en su realización.

Todos tenemos **hábitos,** mayores o pequeños, saludables o no saludables, y nuestros hábitos se van combinando para formar las rutinas que desarrollamos diariamente.

Establecer una rutina puede ser un desafío. Al comprender las causas fundamentales de nuestros comportamientos, aprenderemos a hacer cambios y a ceñirnos a ellos. También descubriremos en este capítulo algunas rutinas diarias positivas que pueden conducirnos a tener a una vida más saludable y feliz.

Encontrar y adoptar la **rutina adecuada** nos revitalizará y nos ayudará a recuperar el tiempo perdido. Nuestra mente y nuestro cuerpo agradecerán la disminución de la ansiedad y el cuidado adicional que le estamos brindado. Al final, se trata de alcanzar una vida más saludable, tranquila y con mayores logros.

Lavarse los dientes todas las noches y prepararse para ir a la cama es una rutina. Despertarse a las siete y hacer ejercicio todas las mañanas es una rutina también. Leer las noticias antes de ir al trabajo todas las mañanas también es otra rutina. Incluso comer chocolate mientras vemos una película también es una rutina si lo repetimos con mucha frecuencia. Son todas acciones que ocurren una y otra vez, y que proporcionan un ritmo determinado a nuestra vida diaria.

Esto no significa que todas sean rutinas positivas. Simplemente las denominamos rutinas en virtud de que se realizan con regularidad. Positiva o no tan positiva, cada rutina es poderosa por el sentido de organización que aporta a nuestro día a día.

Aristóteles dijo: «Somos lo que hacemos repetidamente». La excelencia, entonces, no es un acto, sino un hábito. En las manos adecuadas, una rutina puede ser un mecanismo perfectamente calibrado para aprovechar una variedad de recursos limitados. Por ejemplo, el tiempo, que en el ajetreo de la vida moderna algunos consideran el recurso más limitado de todos, así como la fuerza de voluntad, la autodisciplina y el optimismo pueden verse afectados positivamente también por el seguimiento de una buena rutina de manera sana y saludable. Una rutina sólida fomenta las energías mentales y ayuda a evitar la tiranía de los estados de ánimo sobre nuestras acciones o nuestra conducta.

A algunas personas les encanta tener una rutina diaria sólida, mientras que otras se estremecen ante la idea de tener un horario predecible. Sin embargo, durante momentos de gran estrés, mantener una estructura con algunas rutinas puede ayudar a sentirnos más organizados y con mayor control sobre nuestras vidas. Tener una rutina puede ser útil en cualquier momento, especialmente si estamos tratando de establecer hábitos saludables, pero estas pueden ser particularmente importantes también cuando algunos aspectos de nuestra vida se transforman en inciertos, por ejemplo, como nos ocurrió en el periodo de confinamiento que hemos vivido en prácticamente todos los países a causa de la pandemia.

Las interrupciones e inconvenientes causados por el COVID-19 han alterado drásticamente las rutinas y los hábitos de casi todo el mundo, lo que ha dificultado en gran medida lidiar con el estrés que sienten muchas personas. Todos nos vimos sumidos en una repentina falta de estructura que trastocó todas nuestras vidas, en especial, nuestras rutinas laborales. Muchas personas siguen en estos momentos trabajando desde casa o se enfrentan a la perspectiva de un periodo desconocido de desempleo, con todas las consecuencias que esto implica.

Aquellos que ahora practican el teletrabajo desde casa pueden descubrir rápidamente que el aislamiento constante y la carencia de un horario al que estábamos acostumbrados en ocasiones resultan agotadores mentalmente. La carencia de una rutina o de una estructura para el día a día puede causar estrés y ansiedad, así como sentimientos abrumadores, falta de concentración y menor capacidad de atención.

2. BENEFICIOS DE LAS RUTINAS

Las rutinas nos ayudan también a priorizar lo esencial e importante. Cuando programamos nuestro día de cierta manera o trabajamos duro para desarrollar hábitos específicos, básicamente estamos priorizando, planteándonos lo que es preciso hacer y lo que no es tan importante para nosotros.

Las rutinas y los hábitos nos obligan a pensar mucho en nuestras **prioridades** y a adoptar **decisiones.** Saber lo que vamos a hacer cada día nos ayuda a bloquear las distracciones. Cuando tenemos una rutina, es más probable que nos demos cuenta de que algo está tratando de desviar nuestra atención, pues tenemos bien previsto qué consideramos importante hacer y qué no.

Los hábitos liberan energía para las tareas más importantes. Por eso la mayoría de nuestras acciones están impulsadas por el hábito. Cuanto más podamos automatizar las cosas que hacemos cada día de manera rutinaria, más **espacio mental y energía** tendremos para comprometernos con las tareas más especiales para nosotros.

Las rutinas y los hábitos diarios estimulan también la **creatividad,** aunque a priori parezca una contradicción. Para ser más creativo, no existe una musa que nos inspire y haga milagros. En cambio, las ideas más creativas pueden provenir de trabajar de manera constante y dedicar tiempo a algo.

Los hábitos y las rutinas nos impulsan hacia adelante. Básicamente, son los que nos ayudan a ver el **progreso** y nos motivan para seguir avanzando en este. Por el contrario, la falta de estructura y organización puede agravar los sentimientos de angustia y hacer que prestemos mucha más atención a la fuente de nuestros problemas. Si no tenemos el día a día bien estructurado, lógicamente tendremos menos asuntos en los que concentrarnos, por lo que es probable que nos dediquemos a pensar más en las situaciones que nos provocan mayor estrés, lo que también puede provocarnos angustia y ansiedad adicionales.

Hay, por tanto, una clara conexión entre la salud mental y las rutinas. Las rutinas no se tratan solo de una excelente manera de mejorar las condiciones comunes de **salud psicológica** y mental, sino que también pueden ayudar a combatir problemas, como la adicción y el insomnio.

Crear una buena rutina nocturna puede crear mejores patrones de sueño, especialmente en los niños. Por lo tanto, las rutinas de horarios fijos al final del día para la cena, cepillarse los dientes, relajarse y prepararse para dormir son de crucial importancia para el patrón de sueño de un niño. Las rutinas familiares ayudan a contener la impulsividad y los síntomas antagónicos en los niños. Las rutinas ayudan a mejorar la **autoestima** y la confianza en uno mismo.

Si los niños tienen muchos factores imprevisibles, no saben qué esperar y les puede crear ansiedad lo desconocido. La rutina elimina lo impredecible. Aunque también es cierto que una rutina excesivamente estricta, que no hace excepciones en días importantes, puede afectar negativamente a nuestros hijos.

La rutina en los adultos es muy similar a la rutina en los niños. A largo plazo es fundamental establecer las que nos permitan mejorar en las cosas que ya hacemos. Las rutinas nos ayudan a afrontar los cambios, y lo que es más importante, como a los niños, a los adultos también nos proporcionan seguridad y nos alejan de nuestros miedos.

Una investigación actual sobre la creación de nuevos hábitos sugiere que se necesitan un promedio de **21 días** para instaurar nuevas costumbres. Esto, por supuesto, también se aplica a la rutina. Si establecemos y seguimos una rutina durante tres semanas, sin cambios, es muy probable que la sigamos manteniendo durante mucho tiempo, con los beneficios que conlleve. Cuando se trata de salud psicológica y mental, este podría ser un momento crucial que incluso nos cambie la vida.

Por tanto, cuando nuestra vida está organizada y bien establecida a base de rutinas, sabemos en gran medida qué esperar. Así se elimina la incertidumbre de lo que ocurrirá en un futuro próximo, aliviando los síntomas de ansiedad.

Cuando tenemos una rutina, funciona activamente para responder a los síntomas de las condiciones de salud mental y los pensamientos negativos que pueden estar dificultando nuestra vida.

Podemos incorporar la rutina a nuestra vida diaria en muchos aspectos:

- En lo personal.
- En lo profesional.
- En lo familiar.
- En las relaciones de pareja.

Lo crucial es integrar partes de cada uno de estos aspectos en nuestra vida para crear una rutina completa y diaria, con **metas realistas** establecidas como propósito de nuestros esfuerzos. Una vez que tengamos una rutina establecida, si nos comprometemos de verdad y lo hacemos bien, veremos mejoras en la transformación de todos los aspectos de nuestra vida, que pueden dar resultados muy rápidamente. Para prevalecer y hacerla realmente sólida, una de las técnicas que podemos seguir es sentarnos a escribir una lista de lo que nos preocupa y abordar una a una nuestras inquietudes.

Cuando creamos **rutinas físicas** para nuestro cuerpo a través del ejercicio, ya sea aeróbico o de musculación, o cuando vamos cambiando nuestros hábitos alimenticios, nuestro cuerpo se adapta y aprende lo que viene. Lo mismo ocurre con nuestras rutinas mentales. Crear escenarios predecibles permite que la mente se adapte al saber lo que va a suceder, aliviando así la ansiedad por lo desconocido y la consecuente impotencia o desazón que puede generar la percepción de no manejar los tiempos de tu vida.

Los diarios pueden ser una excelente manera de establecer una rutina para combatir la ansiedad. Escribir nuestras preocupaciones en un diario a la misma hora cada día iniciará un proceso de restauración mental y orden.

La creación de rutinas nos permitirá **establecer tiempos** para tareas específicas y momentos para el ocio, para cosas que nos hacen disfrutar o para las actividades que nos hacen sentirnos más felices y realizados. Si estas situaciones son parte de nuestra rutina diaria, entonces nuestro cerebro comenzará a adaptarse pronto, sabiendo que los elementos gratificantes, es decir, la parte que nos reporta mayor satisfacción, nos ayudará a superar las cosas que normalmente nos estresarían y se interpondrían en el correcto desarrollo de nuestros días.

A partir de esta información, podemos también apreciar la importancia de las rutinas si, por ejemplo, luchamos contra la depresión, la ansiedad o algún otro trastorno mental o psicológico. Incluso una persona que ya no pelea este tipo de batallas porque las ha superado logrará no volver a caer en ellas, ya que las rutinas funcionan como el **ancla de la previsibilidad.**

Y aunque es probable que no se aplique a todos los casos, el ajetreo mental que supone seguir una rutina puede facilitar el desarrollo de estructuras de seguridad mental, y que estas eviten percances en las personas que pueden haberse visto afectadas por estas batallas de las que venimos hablando.

La creación de buenos hábitos diarios fomenta lo siguiente:

• Nos ayuda a sentirnos mucho más productivos.

• Nos aporta un plus de concentración.

• Elimina las tareas necesarias que asignamos a cada día.

• Nos ayuda a encontrar más tiempo para comportamientos saludables.

• Nos permite disponer de más tiempo para disfrutar de actividades divertidas y pasatiempos.

3. CÓMO DISEÑAR NUESTRAS RUTINAS

Un buen punto de partida para comenzar con la creación de una nueva rutina es establecer la hora de levantarse y acostarse, así como las horas de comida y rendimiento en las tareas y actividades que debemos desempeñar.

La clave es diseñar nuestras rutinas de forma que nos aporten cierto orden y un sentido de previsibilidad, aunque por supuesto podemos cambiar los horarios según el día de la semana, adaptándolo siempre que sea necesario a nuestras necesidades y obligaciones personales.

Podemos organizar una **estructura básica** de cuándo nos despertaremos, comeremos, trabajaremos, realizaremos actividades concretas o dormiremos de lunes a viernes y una estructura totalmente diferente y menos estricta en el fin de semana, para evitar caer en patrones estrictos que serían contraproducentes. La estructuración del fin de semana también facilita que cumplamos con las tareas básicas que se deben realizar, pero nos dejará más tiempo para programar otras actividades de ocio, y lo que es más importante, seguramente disfrutaremos más los momentos de descanso, pues tendremos la satisfacción de haber cumplido previamente con todo lo importante.

Con esta estructuración del tiempo nos sentiremos más organizados y productivos, lo que nos ayudará a sentirnos más **proactivos** y con mayor control cuando se presente una situación nueva y desconocida, un efecto positivo en nuestra confianza en nosotros mismos en general y también a la hora de resolver problemas.

En la organización y la **estructuración de nuestro día** es importante tener en cuenta lo siguiente:

- Debemos mantenernos activos e intentar hacer **ejercicio** diario con regularidad.

- Debemos asegurarnos un buen **descanso.**

- Debemos consumir el mayor número posible de **comidas** saludables.

- Debemos establecer **metas** realistas que podamos alcanzar.

- Debemos tratar de mantener una **actitud positiva.**

Tenemos, por tanto, que prepararnos para los desafíos, pero no pensar en cosas que no podemos controlar ni marcarnos objetivos inalcanzables, pues podría convertirse en una forma de vida bastante desalentadora y muy poco satisfactoria. Es importante, pues, encontrar actividades útiles y constructivas con las que ocupar nuestro tiempo y organizar nuestro día a día, de modo que no terminemos siendo partícipes de comportamientos inútiles o frustrantes.

Para empezar, una forma útil es hacer una **lista de los quehaceres diarios** y las tareas que hacemos normalmente durante el día, incluyendo todo, desde el trabajo hasta la preparación de la comida, estudios, tareas del hogar, etc. Una vez que tengamos una idea de las tareas básicas que necesitamos realizar, podemos comenzar a organizarnos para completarlas.

Ahora que ha quedado totalmente aclarado el hecho de que las rutinas diarias son algo que podemos necesitar para afrontar nuestro día a día y que pueden aportar numerosos beneficios a nuestras vidas, vamos a continuar con algunos pasos que nos ayudarán a diseñar nuestra propia organización. Como ya hemos visto, existen diversos consejos o recomendaciones que pueden resultar muy útiles a la hora de establecer una rutina personalizada y apropiada.

Primero, debemos decidir qué **tipo de rutina** estamos tratando de crear en nuestra propia vida. Pensar en qué **franja horaria** puede ser la más apropiada, si la queremos implantar por la mañana, por la tarde o por la noche. La mayoría de las personas se inclinan por una rutina matutina, ya que es frecuente que las mañanas tengamos más energía para todo, pero algunas rutinas nocturnas también son beneficiosas para mejorar los hábitos del sueño.

En segundo lugar, debemos pensar en por qué es tan importante para nosotros comenzar una nueva organización: cuáles son los **motivos** que nos llevan a ello, si es realmente porque lo consideramos importante o es solo porque hemos leído que es beneficioso. Aclarar las razones para comenzar una rutina nos dará mucha más motivación para hacerla realidad y adaptarla a nuestras necesidades y expectativas de mejora.

En tercer lugar, debemos pensar en las **prioridades.** Hay que meditar sobre nuestra rutina actual y en lo que hacemos a diario, lo obligatorio y lo que es prescindible, a lo que podemos dedicar menos tiempo o incluso eliminar por completo de nuestros hábitos.

En cuarto lugar, debemos **pensar en la lista** de lo que nos encantaría agregar a nuestra rutina actual: prácticas de yoga, más tiempo de lectura, más ejercicio físico, etc. Podemos hacer un listado de cinco a 10 cosas que nos gustaría incluir en nuestro nuevo orden. En esta parte podemos pensar en muchas actividades que nos gustaría llevar a cabo, pero es importante no excederse a la hora de elegirlas para no vernos superados después y para evitar un desequilibrio muy grande entre acciones totalmente esenciales y otras más prescindibles.

En quinto lugar, debemos ponernos a **escribir las actividades** que hemos ideado y valorado previamente para definir cómo es nuestra rutina ideal con las cosas que necesitamos hacer y las cosas que queremos hacer. Establecer un orden que realmente tenga sentido. Aquí también debemos tratar de no comprometernos en exceso porque esto solo dificultará la ejecución y nos acabaremos frustrando.

Y, por último, ahora que tenemos todo planeado, es el momento de ponerlo a prueba. Una buena recomendación puede ser conservar el papel o incluso pizarra donde hemos escrito las nuevas rutinas y mantenerlas en un lugar muy evidente donde las veamos cada día y nos sirva de recordatorio visual cuando sea necesario. Probamos nuestras nuevas rutinas y vamos viendo cómo fluyen y qué efectos tienen. Es importante recordar que siempre estamos a tiempo de **modificarlas** o hacer algunos ajustes.

Cuando no seguimos una buena rutina, nos despertamos con poco ánimo y poco tiempo para nosotros mismos antes de comenzar a trabajar, y nos apresuramos a ducharnos y prepararnos a toda velocidad, y desayunamos a toda prisa para salir corriendo por la puerta. El trabajo o los estudios nos saturan y nos dejan en muchas ocasiones desconcertados y abrumados. Mucho antes de que termine la semana, estamos agotados y sabemos que no alcanzaremos las metas que nos habíamos fijado para los siete días.

Una forma de cambiar esto y prepararnos para el éxito es el establecimiento del orden del que venimos hablando. Este orden nos ayuda a lograr más, a pensar con mayor claridad, a realizar el trabajo que realmente importa y abandonar todo lo superfluo e innecesario. Todo lo que necesitamos es un poco de **disciplina,** junto con las adecuadas rutinas que nos prepararán para el éxito.

4. HÁBITOS, RUTINAS Y RITUALES

Los **hábitos** son cosas que solemos hacer, como revisar la bandeja de entrada del correo electrónico u otras redes sociales más recientes a primera hora de la mañana, o dejar las llaves en algún lugar específico cuando llegamos a casa o salir a tomar algo los viernes con los amigos.

Las **rutinas** constituyen una colección de hábitos o acciones que realizamos regularmente para poner orden en el día y que siguen un propósito productivo más definido y sencillo: ducha, café, revisar el correo electrónico, subir al autobús, etc.

Los **rituales,** ese concepto del que tanto hablan los antropólogos y los sociólogos, son como las rutinas, pero conllevan una actitud diferente cuando hablamos de nuestro día a día actual, otra perspectiva. Caminar todos los días a la hora del almuerzo podría considerarse una rutina, pero si lo hacemos con una serie de adornos culturales propios, con unas intenciones subyacentes, como puede ser llevarlo a cabo en plena naturaleza intentando olvidar los asuntos que nos preocupan y alejándonos del mundanal ruido, podría convertirse en un ritual.

Las rutinas ponen nuestro cerebro en **modo automático** y este estado automático requiere poca o ninguna fuerza de voluntad.

Las rutinas pueden resultar tan poderosas porque nosotros mismos podemos ser entendidos como seres de hábitos y costumbres, y podemos usar este poder para lograr objetivos y conductas que queremos en nuestro cerebro, de modo que sucede algo que sirve como una señal para nuestro cerebro. Un ejemplo sencillo puede ser el despertar. Cuando me despierto, mi cerebro sabe de inmediato que es el momento de encender la máquina de café. Este hábito ha quedado arraigado en nuestro cerebro. La rutina sería encender la máquina de café.

Por último, debemos cosechar las **recompensas** de la rutina. Que nuestra lista no sea un suplicio, sino que vivamos cada momento que nos marcamos como un éxito y un placer, no como una obligación u obsesión. Saborear cada instante, el delicioso sabor y olor del café, el viento dando en nuestra cara cuando salimos a correr, el agua caliente en la espalda cuando nos duchamos. Saborear al máximo lo que hacemos garantiza el éxito y la repetición diaria.

5. ALGUNAS RUTINAS INTERESANTES

Veamos algunas ideas para fijar rutinas que nos pueden resultar interesantes. Aunque no hay mejor lista que la de uno mismo porque nadie nos entiende mejor y nadie conoce nuestra situación, nuestros tiempos y nuestras prioridades mejor que nosotros mismos, podemos usar esta lista de rutinas como inspiración para nuestra propia lista.

LEVANTARSE UNA HORA ANTES

Si nos levantamos una hora antes, cuando las personas con las que convivimos aún duermen, tendremos un tiempo de oro solo para nosotros. Comenzar el día una hora antes nos brinda la oportunidad de prepararnos mejor para todo lo que tengamos que hacer durante la jornada, nos ayudará a mantenernos concentrados y motivados durante el resto del día, podremos dedicar también ese tiempo a nuestros proyectos o actividades para poder pasar más tiempo con la familia en horas posteriores.

Pero poner la alarma una hora antes requiere una consideración importante: no podemos sacrificar el sueño. Levantarse más temprano implica también acostarse más temprano. Algunas personas se reservan este tiempo para sí mismas por la noche, pero no es tan productivo, pues a esas horas ya no tenemos la misma energía que por las mañanas.

Cabe mencionar que, lamentablemente, no todas las personas pueden disfrutar del tiempo disponible necesario para llevar a cabo esta práctica regularmente. Ya sea por sus horarios laborales o incluso por deficiencias o trastornos en sus patrones de sueño.

HACER EJERCICIO REGULARMENTE

El ejercicio físico activa la neurogénesis, es decir, el proceso de producción de nuevas neuronas. Entre los principales reguladores positivos de la neurogénesis está el ejercicio físico. Por tanto, realizarlo diariamente, aunque solo sea durante 20 minutos (aunque es deseable un poco más) es fundamental para la salud en general, pero también para las funciones cognitivas. De esta manera, además, nos protegemos del deterioro cognitivo recurrente de algunas enfermedades o del proceso natural del envejecimiento que hace mella en nuestros sistemas de neuronas y sus conexiones.

Hacerlo todos los días constituye, asimismo, el impulso de la energía y del estado de ánimo y conlleva múltiples **beneficios para la salud:**

- Reduce el colesterol y en menor medida el riesgo de desarrollar graves enfermedades, como algunos tipos de cáncer o el Alzheimer.

- Mejora la sensación de bienestar general.

- Mejora la función cardiovascular y respiratoria, aumenta el consumo máximo de oxígeno, mejora el suministro de sangre a los músculos, disminuye el pulso y la presión arterial.

- Mejora el desempeño en el trabajo y actividades sociales.

- Mantiene los músculos sanos. La flexibilidad y la fuerza mejoran.

- Mantiene los huesos sanos.

- Mejora el estado de ánimo, la autoestima y la confianza por los neuro-transmisores que libera.

- Quema calorías y ayuda a adelgazar.

- Puede mejorar la vida sexual.

- Ayuda a dormir mejor.

- Mejora nuestros reflejos y coordinación.

ESCRIBIR EN UN DIARIO

Llevar un diario no es algo que únicamente deban hacer los estudiantes prea-dolescentes. De hecho, se ha demostrado en adultos que el acto de escribir y reflexionar sobre nuestras metas, sueños y sentimientos puede mejorar nuestro es-tado de ánimo e incluso nos ayuda a funcionar mejor en el trabajo o los estudios.

Cuando tenemos la oportunidad de reflexionar, en muchos casos experi-mentamos un impulso en la autoeficacia. Nos sentimos más seguros de que podemos lograr cosas. Como resultado, ponemos más esfuerzo en lo que ya estamos haciendo.

Con la costumbre de escribir un diario nos desbloqueamos. La escritura nos entrena para conectar cerebro y mano y dejar libre este canal. Esto tiene nume-rosos beneficios derivados de una acción tan sencilla y que tan poco tiempo nos puede llevar en una dosis diaria.

Podemos escribir en nuestro diario sobre lo que deseemos sin miedo al qué dirán. Nuestros textos son confidenciales y nos permitirán «abrirnos» llegando incluso a descubrir ideas o aspiraciones enterradas por prejuicios y apariencias que reprimen estas expresiones de lo que somos. La escritura, además, implica **autoconocimiento.** En realidad, la escritura se parece a la meditación. Observar las ideas que vienen, sin juzgarlas, y dejarlas machar. Se trata de hacer lo mismo, pero en lugar de dejarlas marchar, anotarlas en las páginas de nuestro diario.

A la vez que vamos escribiendo vamos adquiriendo conciencia del aquí y del ahora. Y esta conciencia nos lleva a poner el foco en lo que realmente nos importa.

Para algunas personas escribir un diario consiste únicamente en escribir sus metas para poder centrarse en lo más importante. En cambio, otros optan por escribir afirmaciones positivas sobre su día para aumentar la confianza en sí mismos y el grado de satisfacción. Hay muchas maneras de escribir un diario y sacar algo positivo al hacerlo.

Los beneficios de llevar un diario de nuestro día a día no se harán notar exclusivamente en nuestros hábitos, nuestro conocimiento privado de nosotros mismos o nuestro estado anímico. Escribir un diario puede tener también diversos beneficios sociales que las personas de nuestro entorno pueden llegar a apreciar, como, por ejemplo, una mayor soltura y mejor elección de palabras a la hora de comunicarnos en general o, más en concreto, cuando queramos comunicar nuestros sentimientos y nuestra visión o percepción de las cosas. El acto de escribir, aunque sea para nosotros mismos, es también un entrenamiento de la comunicación. Esto puede repercutir muy positivamente en nuestras relaciones con nuestra pareja o nuestras amistades más cercanas, mejorando exponencialmente la comunicación por nuestra parte, que también puede inspirar una mejora en la otra.

MEDITAR

No siempre sabemos lo que nos va a deparar el día. Pero agregar un hábito de meditación a nuestra rutina matutina, siempre que dispongamos del tiempo para ello y nos sea posible, nos ayuda a prepararnos para lidiar con las cosas de una manera mejor y más tranquila o resuelta.

Si la meditación es algo nuevo y desconocido para nosotros, es importante comenzar poco a poco, con algo pequeño. Como cualquier hábito nuevo, la consistencia es más importante que la intensidad al principio. Incluso simplemente sentarnos en una habitación tranquila con los ojos cerrados durante unos minutos y sencillamente concentrarnos en nuestra respiración puede ser más que suficiente para comenzar.

Una de las mejores acciones que podemos realizar cada día en nuestra rutina matutina para ser más sistemáticos es hacer una lista de las tareas que queremos desarrollar a lo largo del día; es decir, enumerar las nuevas tareas.

Escribir cada mañana los cambios de nuestro día es la mejor manera de ser productivos en todo momento. Y una de las formas más fáciles de hacerlo es comenzar el día definiendo las tareas nuevas y diferentes que tenemos que hacer y mantener las de cada día en su mismo orden diario. La tarea más importante es la que más deseamos o que más necesitamos hacer. Podemos tener varias cosas importantes que queramos lograr en un mismo día. En ese caso, las ordenaremos de mayor a menor importancia.

Escribirlas al comienzo del día significa que estamos pensando en ello con la cabeza despejada y que, casi con toda seguridad, las llevaremos posteriormente a cabo.

ORDENAR LAS TAREAS SEGÚN SU DIFICULTAD

Todos pasamos por reflujos y flujos regulares de energía, concentración y productividad a lo largo del día. Y aunque este ciclo es diferente para cada uno de nosotros, lo más frecuente debido a nuestros hábitos es que tengamos un pico alto de energía después de habernos despertado del todo a primera hora de la mañana y niveles muy escasos de energía al final del día, cuando las actividades realizadas ya la han consumido. Por tanto, las mañanas, para la mayoría, constituyen el momento perfecto para desarrollar lo más duro del día.

Realizar **lo más complicado a primera hora,** además, nos deja una sensación de éxito para toda la jornada. El resto del día ya se afronta como mucho más fácil y manejable, y con una satisfactoria sensación de alivio que repercutirá en todo lo que hagamos después.

Esta es una lógica que pedagogos expertos, tras realizar estudios al respecto, han recomendado en los programas de diseño de horarios para las asignaturas semanales de los estudiantes: es decir implementar las clases más exigentes por la mañana y dejar las asignaturas más tranquilas y relajadas para las últimas horas de la jornada, cuando los alumnos ya han completado las horas más duras.

La inconveniencia detrás de esto es que no todos los alumnos y profesores están de acuerdo en cuáles son las asignaturas más difíciles o las que requieren mayor concentración, ya que sus capacidades y preferencias son muy diversas. La buena noticia es que a la hora de organizar un plan individual como el que veníamos recomendando solo debemos tener en cuenta nuestras propias impresiones sobre lo que nos es más costoso y lo que no.

HACER LA CAMA

No todas las rutinas tienen que ser cambios importantes; a veces, son los actos pequeños los que tienen los mayores beneficios. El simple hecho de hacer la cama por la mañana hace que comencemos el día con una nota positiva, y además también puede crear una **cadena de orden** y organización que nos motive para seguir trabajando durante todo el día.

Aunque hacer la cama puede parecer algo innecesario o absurdo, sin embargo, nos aporta una sensación de control y orden que podemos trasladar consciente o inconscientemente a las demás actividades que tengamos que afrontar.

REALIZAR DESCANSOS SEGÚN NUESTRO RITMO DE TRABAJO

Siguiendo con esta idea de trabajar con las curvas de energía natural de nuestro organismo, no todos podemos ser productivos todo el tiempo. Nos regimos por lo que se denominan ritmos circadianos y ultradianos. Los **ritmos circadianos** marcan nuestros días y duran 24 horas, por lo que influyen en nuestra conducta, nuestras hormonas y nuestro sueño entre otros procesos. En otro orden, el **ritmo ultradiano** establece ciclos, es decir, que implica una serie de fases o etapas que siempre tienen lugar en el mismo orden y que, una vez completadas, comienzan de nuevo para repetirse de manera incesante.

Nuestro cerebro puede concentrarse de forma óptima de 90 a 120 minutos. Después de este tiempo, necesitamos un descanso por el ritmo ultradiano, un ciclo que está presente mientras estamos despiertos, pero también cuando estamos dormidos.

Cuando dormimos, los **ciclos de 90 minutos** hacen que evolucionemos a través de los cinco estados del sueño (adormecimiento, sueño ligero, transición, sueño profundo y fase REM), y cuando estamos despiertos, los ciclos de 90 minutos son en los que nos movemos entre momentos en los que estamos más alerta y momentos en los que estamos algo más desprevenidos.

Cuando empezamos una tarea en la que necesitamos mayor concentración, nuestra mente y nuestro cuerpo nos van a advertir de que necesitan un descanso. Por tanto, es recomendable realizar descansos de 10 minutos y luego volver a la tarea. Los periodos de máxima concentración pueden durar alrededor de unos 90 minutos sin descanso, aunque para algunas personas el tiempo de concentración óptima es de 120 minutos. Cada cual debe descubrir cuál es su duración óptima. La habilidad para concentrarse es como un músculo: debemos entrenarla para aprovechar mejor nuestro tiempo y que realmente nos resulte más sencillo hacerlo.

Si deseamos aprovechar al máximo estos descansos tenemos que levantarnos de la silla cuando nos sea posible, dar un paseo rápido y tratar incluso de salir al aire libre, ya que se ha descubierto que todos estos descansos nos ayudan a rejuvenecer y recargar nuestra energía rápidamente.

BEBER MÁS AGUA DURANTE EL DÍA

Beber más agua es una de las mejores rutinas diarias que podemos desarrollar. Nuestros cuerpos funcionan con agua y la deshidratación, además, causa una falta de energía, concentración, motivación y productividad.

Para mantenerse adecuadamente hidratado durante el día, es preciso desarrollar el hábito de beber agua. Podemos llevar una botella de agua en el bolso o en la mochila, o tenerla en la mesa de oficina como recordatorio para beber más durante todo el día. Desterremos la costumbre de beber agua solo en las comidas y aprovechemos otros momentos.

ENCONTRAR NUEVAS RECETAS SANAS

Una de las razones más comunes por las que no conseguimos mantener una rutina de alimentación saludable es nuestra falta de preparación y conocimientos sobre nutrición. Una forma estupenda de solventarlo es dedicando unos minutos a buscar recetas que nos ilusionen y nos motiven a cocinar comidas saludables en el futuro.

SEGUIR EL MÉTODO WIM HOF

Este sistema consiste en realizar 30 respiraciones profundas llenando los pulmones al cien por cien.

1. Inhalar el aire de abajo a arriba y no vaciar al máximo los pulmones cuando soltemos el aire.

2. En la última respiración, hay que soltar el aire y aguantar todo el tiempo que podamos.

3. Mientras aguantamos, podemos hacer flexiones hasta que no podamos aguantar más la respiración.

4. Inhalamos entonces aire una vez llenando los pulmones al máximo y mantenemos la respiración 15 segundos.

Debemos repetir el proceso tres veces. A continuación el método prosigue con el último paso: darse una ducha de agua fría. Puede parecer más bien una tortura o un castigo, pero las personas que lo practican dicen notar los beneficios en muchos sentidos tanto fisiológicos, por ejemplo, mejoras en la circulación, como anímicos.

AFLOJAR LOS MÚSCULOS

La relajación muscular progresiva se alcanza tensando y relajando un grupo de músculos repetidamente hasta que el músculo permanece relajado. A medida que se practica, se aprende a sentir la diferencia entre un músculo relajado y uno tenso.

Beneficios de la relajación muscular progresiva:

- Disminuye el estrés.
- Baja la frecuencia cardíaca.
- Ayuda a controlar la ansiedad.
- Reduce la tensión muscular.
- Disminuye el dolor.
- Ayuda a sentirse más descansado.

DARSE UNA DUCHA FRÍA

Darse a diario una ducha de agua fría por la mañana nos despierta y despeja para afrontar la jornada. Mejoras en la circulación, alivio del estrés y aumento de la vitalidad y la lucidez mental son algunas de las ventajas que más se le atribuyen a este hábito que muchas personas disfrutan, especialmente, en verano.

Esta costumbre puede ayudar también a tratar la depresión y la ansiedad, a reparar los músculos tras el ejercicio o una lesión, a quemar más grasa o incluso puede darle un impulso al sistema inmunológico.

DARSE UN BAÑO CALIENTE

Relaja los músculos del cuerpo y además también nos ayuda a aliviar el dolor muscular y el dolor de cabeza, reduce la fatiga mental, estimula la circulación, descongestiona las fosas nasales, calma la ansiedad, etc.

La relajación que genera un baño de agua caliente es un tratamiento muy efectivo contra el estrés y la sensación de ansiedad, ya que calma los músculos y la mente, elimina toxinas con el flujo de la sangre a través del sistema circulatorio, y se abren los poros de la piel permitiendo que el cuerpo expulse buena parte de las toxinas del organismo.

APRENDER CADA DÍA ALGO NUEVO

Hacer espacio para el aprendizaje continuo en nuestra vida es una de las formas más valiosas de invertir el tiempo y es uno de los elementos más consistentes en las rutinas de las personas que gozan de un gran grado de satisfacción consigo mismas. Establecer un momento para esto cada día puede llegar a ser una de las rutinas más gratificantes, ya sea para un nuevo idioma, historia, actualidad política o cualquier asignatura que creamos tener pendiente.

TACHAR EL DÍA ANTERIOR EN EL CALENDARIO.

Recordarnos que hemos superado un día más, que queda un día menos para que llegue algo deseado y, además, evaluar cómo nos sentimos al respecto y considerar qué ajustes o qué cambios podemos implementar en el futuro para avanzar con mayor éxito. Sin duda una rutina optimista que nos puede ayudar a ser constantes y fijarnos objetivos y metas que alcanzar.

HACER Y REVISAR FOTOGRAFÍAS

Hacer fotografías de todo lo interesante, diferente, especial y bello que nos vamos encontrando puede hablar sobre lo que está sucediendo en nuestra vida, pero, además, puede abrirnos nuevas perspectivas, animándonos a hacer cosas distintas a lo habitual. Podemos asumirlo como un desafío, como una estupenda manera de aprender y explorar diferentes temas, métodos y estilos de fotografía. También, aunque no de forma rutinaria, revisar fotografías antiguas puede ser un ejercicio positivo, no solo por recordar agradables momentos de etapas anteriores de nuestra vida, sino también por comparar y apreciar de manera terapéutica todo lo que hemos mejorado de nuestra vida y nuestras actitudes.

LEER UN LIBRO

La lectura puede llegar a ser la mejor manera de mejorar nuestra mente. La lectura aumenta nuestro conocimiento, nuestra comprensión, nuestra atención, nuestra capacidad de observación, nuestra concentración, nuestra reflexión, nuestro pensamiento crítico y nuestra memoria. En definitiva, la lectura, no solo de libros, también de artículos, ensayos o revistas de divulgación científica, nos hace más versátiles, despierta nuestra curiosidad y alimenta enormemente nuestra cultura general y nuestra imaginación. Leer, además, activa la inspiración y la creatividad y nos hace personas mucho más especiales.

ESCUCHAR LA RADIO

Dedicar un rato diario a escuchar la radio es una estupenda rutina, pues se puede combinar con viajar en transporte público, pasear u otras actividades. La importancia de la radio como medio de difusión, se concentra principalmente en la naturaleza de lo que esta representa como medio en sí, ya que posee una calidad muy cercana, como de tú a tú, que la mayoría de los otros medios de comunicación no cumplen. Es, además, un medio selectivo y flexible, que suele ser muy educativo y tiene también la virtud de levantar el ánimo por el tipo de programación que emite.

LEER UN ARTÍCULO DE OPINIÓN

Leer la opinión de otras personas es conocer otros mundos, conocer otros ámbitos de pensamiento tan válidos como los nuestros. Leer opinión es sumergirnos en temas concretos o en la actualidad, lo cual hace que activemos la mente para comparar, para sentir complicidad con el pensamiento o para sentir desacuerdo total y absoluto.

TRABAJAR EN CRUCIGRAMAS

Dedicando un tiempo cada día a hacer crucigramas podemos adquirir habilidades para organizar mejor la información y aumentar nuestro nivel de conocimiento, nuestra capacidad para solucionar problemas y en general nuestras habilidades de aprendizaje.

TRABAJAR EN UN GRAN PUZLE

Los puzles son una gran herramienta para el desarrollo de los niños, pero a veces nos olvidamos de que también son de gran utilidad para los adultos. Son mucho más que una forma de distracción para pasar el tiempo, y al igual que los crucigramas, hacer puzles desarrolla nuestras habilidades cognitivas mejor que muchos otros pasatiempos.

Ya hemos visto los beneficios y la importancia que tiene ejercitar nuestro cuerpo para mantenerlo ágil y fuerte. Pues del mismo modo debemos trabajar con el cerebro. Tenemos que ejercitarlo diariamente para mantener una buena actvad cerebral. Además, con toda seguridad, de esta forma retardaremos el deterioro cognitivo. No solo sirven los puzles, sino también otros pasatiempos como sopas de letras, sudokus o los crucigramas, que hemos visto antes. Cualquier juego mental nos activa y mejora nuestras capacidades.

ANOTAR NUEVAS IDEAS
Los beneficios de llevar siempre encima algo donde poder anotar nuevas ideas son muchísimos. Redactar notas estimula la creatividad y aumenta la capacidad de retención de información en las personas, y reservar varios minutos al día para hacerlo de forma ordenada puede ser una maravillosa rutina a seguir.

DEDICAR TIEMPO A LA FAMILIA
Finalmente, una recompensa estupenda por haber organizado mejor nuestro tiempo y haber realizado una jornada muy productiva: no hay nada mejor que despejar nuestra mente, relajarnos y renovar energías que dedicar tiempo a la familia.

Al finalizar las horas de trabajo se puede tener la costumbre con la pareja, amigos o familiares de llevar a cabo una actividad que guste a todos. No es necesario que sea una actividad muy elaborada, ni siquiera que sea fuera de casa. Lo importante es pasar el tiempo juntos, distraerse de las actividades diarias y sentirse a gusto con personas que nos aprecian y que apreciamos.

AGRUPAR TAREAS
Los cambios constantes de contexto destruyen nuestra capacidad para concentrarnos y ser productivos.

La rutina de agrupar consiste en trabajar solo en un tipo de tarea a la vez. En lugar de saltar de un proyecto a otro, debemos realizar todas las tareas relacionadas y similares en un periodo de tiempo determinado.

CONECTAR CON LA NATURALEZA

Pequeñas escapadas con o sin acompañantes, que bien pueden ser nuestras mascotas, dan como resultado una excelente rutina para relajarnos y disfrutar de la belleza que nos rodea.

PROGRAMAR UN TIEMPO PARA REDES SOCIALES Y MENSAJERÍA

El correo electrónico y las redes sociales pueden apoderarse de nuestra vida si nosotros lo permitimos. Y uno de los peores hábitos laborales que debemos romper es revisar constantemente nuestro correo o redes, pues nos distraen permanentemente de lo que realmente estamos haciendo.

Omitir el hábito de mirar el correo electrónico y las redes a primera hora de la mañana es muy positivo, pues lo contrario puede influir en todo nuestro día negativamente.

No existe una respuesta perfecta a la pregunta de con qué frecuencia debemos consultar el correo electrónico, pero la mayoría de los expertos en productividad están de acuerdo en que el mejor hábito es programar un tiempo determinado para ello y no hacerlo constantemente y con desorden.

Además, numerosos estudios han demostrado que el uso creciente de redes sociales tiene una asociación significativa con la mala calidad del sueño. Utilizar las redes sociales a través de teléfonos, ordenadores portátiles y tabletas por la noche antes de dormir también está relacionado con un sueño de mala calidad. Se piensa, además, que el uso de luces led antes del sueño puede interferir y bloquear los procesos naturales del cerebro que desencadenan las sensaciones de somnolencia e inhibir la liberación de la hormona del sueño, la melatonina.

EL FINAL DEL DÍA

Los días largos y agotadores muchas veces son inevitables. Pero si deseamos vivir una vida verdaderamente en armonía, nuestros hábitos y rutinas no pueden terminar cuando lo hace la jornada laboral a pesar del cansancio, pues algunos estudios consideran muy útil y beneficioso seguir una rutina al final del día para estar menos fatigados y estresados al día siguiente.

Las personas con rutinas nocturnas positivas muestran tasas más bajas de procrastinación, es decir, tienen menos costumbre de retrasar actividades o situaciones que deben atenderse, sustituyéndolas por otras situaciones más irrelevantes o agradables por miedo o pereza a afrontarlas, como sí hacen muchos procrastinadores.

También las personas con hábitos nocturnos positivos muestran mayor concentración durante la jornada laboral, lo cual les devuelve numerosos beneficios. Ahora veamos algunos hábitos que podemos intentar para crear nuestras propias **rutinas productivas al final del día:**

- **Reflexionar sobre los logros del día.** Es muy fácil terminar el día y relajarse viendo una película o tomándose una copa de vino mientras charlamos con alguien, pero nuestro cerebro, para funcionar mejor, necesita ir cerrando etapas. No deberíamos dejar de reflexionar sobre las acciones y las emociones que hemos tenido a lo largo del día antes de dormir, pues corremos el riesgo de que los pensamientos negativos que permanecen posteriormente aparezcan en los peores momentos, como, por ejemplo, cuando intentamos conciliar el sueño o cuando intentamos disfrutar de una actividad de ocio. Por ello es recomendable resolver en la medida de lo posible esas pequeñas incógnitas sobre nuestro desempeño en el día a punto de terminar, momentos antes de disponerse a conciliar el sueño, para que este pueda ser satisfactorio y no se vea interrumpido por pensamientos de cualquier tipo.

- **Practicar la soledad mental.** La soledad bien aprovechada puede llegar a ser una de nuestras herramientas más poderosas para desconectar y recargarnos de energía positiva cada día. Esto no significa que debamos encerrarnos en una habitación al final del día o rechazar el contacto con la familia, sino más bien buscar algo de soledad mental en nuestra rutina nocturna, ya sea mientras nos damos una ducha o cuando calentamos la cena.

Pasar unos minutos solo con nosotros mismos nos permite procesar y regular emociones complejas. Es el momento ideal para definir los principios sobre los que podemos construir nuestra vida. Es lo que nos permite resolver problemas difíciles y, a menudo, es necesario para obtener ideas creativas. Si evitamos tener este tiempo a solas con nuestro cerebro, nuestra vida mental será mucho más frágil y mucho menos productiva.

Se trata, pues, de reservarnos unos minutos cada día para separarnos de otros pensamientos e ideas y profundizar en los nuestros. De esta forma, podremos tener la libertad de relajarnos con la conciencia en paz y recuperarnos de verdad para el día siguiente. Debemos hacerlo antes de acostarnos, no al acostarnos.

- **Preparar el día siguiente.** No todo el mundo tiene el control total sobre cómo gasta su tiempo durante la jornada laboral, lo que a menudo puede significar que nos atasquemos al estar molestos porque las cosas no han salido según lo planeado. Sin embargo, crear una sensación de control es una parte importante para calmar el cerebro y mantenerse positivo y productivo.

- **Realizar el ritual de cierre.** Pocas formas más bonitas hay de cerrar un buen día que haciendo algo bueno por alguien, un compañero, amigo, familiar, cliente, etc. La clave aquí es la intencionalidad. No necesitamos hacer una complicada o gran maniobra; un simple gesto que sepamos que va a hacer que la otra persona pueda sonreír o se sienta un poco mejor bastará. Es muy poco probable hacer algo bueno por los demás sin acabar sintiéndonos nosotros mismos mucho mejor.

- Y, por último, justo antes de cerrar los ojos, debemos **agradecer** todo lo que hicimos bien a lo largo del día, todo lo que tenemos, y todo lo bueno que nos espera en el futuro. Haciendo esto cada día seremos capaces de ver las cosas desde otra perspectiva.

RUTINAS PARA ADOLESCENTES
Veamos ahora una lista de rutinas sanas y productivas para desarrollar con los adolescentes en caso de un nuevo confinamiento y en general para la vida después de la pandemia:

• **Fijar un horario de actividades.** Resulta interesante elaborar un horario que permita una combinación entre las actividades de ocio de los adolescentes y sus actividades de estudio. Debemos fijar una hora para levantarse, tiempo para hacer ejercicio, para ducharse, para vestirse, desayunar o lo que sea necesario para empezar la jornada. Debemos mantener la televisión apagada durante las horas de trabajo escolar y limitar el tiempo que pasan viendo noticias. Programaremos pequeños descansos y una hora para almorzar.

• **Hacer que la cena sea un tiempo de transición.** Para separar las tareas escolares de las actividades de la noche. La cena es un buen momento para hablar con los hijos, tener conversaciones divertidas y desenfadadas, y también puede ser un tiempo para pasar en familia antes de poner una película.

Debemos ayudar a los chicos a mantener una rutina antes de ir a dormir, sin reducir su horario de descanso para que estén listos para el aprendizaje todos los días.

• **Permitirles tiempo de inactividad.** Es normal que los adolescentes anhelen privacidad de sus familias. Debemos concederles su espacio para que tengan tiempo para estar solos, tiempo para su creatividad, su música y para hablar con sus amigos. Esto puede ayudar a aliviar el sentirse aislados de sus amigos o las dificultades que tengan con los cambios de rutina.

• **Compartir información sobre lo que está pasando.** Con mucha calma, pero de forma directa y objetiva, debemos mantener conversaciones con los adolescentes y tranquilizar sus preocupaciones sobre el virus o sobre cualquier otro tema. Debemos discutir los hechos sobre el COVID-19 y corregir cualquier información falsa que les hayan podido transmitir.

• **Enfatizar la importancia del distanciamiento.** Es fundamental hacerles ver que el distanciamiento social y los confinamientos y cierres perimetrales son una manera importante con la que ellos pueden ayudar a disminuir la propagación del virus y proteger a nuestros mayores, que corren mayor riesgo. Debemos establecer rutinas sobre esto y tener normas estrictas para que no intenten hacer trampa y saltarse las normas.

- **Ayudarles a pensar en el futuro.** Para que cambien su enfoque de lo que han perdido y encuentren maneras para superarlo haciendo planes y estableciendo metas. Fijar nuevas actividades que estén permitidas y que les hagan más llevaderos los cierres.

- **Debemos permitirles más conexiones virtuales.** Permitir que estén conectados con sus amigos ahora es más importante que nunca, ya sea por teléfono, mensajes de texto, chats de vídeo o redes sociales. Los juegos por Internet con amigos pueden ser relajantes y divertidos, y desde luego mucho más seguros que saltarse horarios o cierres de confinamiento. Sin embargo, hemos de acordar el tiempo que pueden pasar frente a una pantalla durante los días escolares.

- **Ayudar a que otros se conecten.** Muchos adolescentes tienen experiencia para usar tecnología y pueden enseñar a los padres o abuelos cómo usar chats de vídeo o redes sociales. Esta es también una buena oportunidad para que ellos compartan con nosotros su mundo virtual.

- **Nuevas responsabilidades.** Las rutinas han cambiado, y algunas familias pueden necesitar ayuda adicional para el cuidado de los niños más pequeños o de los ancianos, o ayuda para la limpieza del hogar. Debemos fijar rutinas con los adolescentes sobre las formas en que ellos pueden prestar su colaboración y fijar una serie de rutinas para ello. Por ejemplo, podrían ayudar a planear o preparar la cena con los más mayores o enseñarles a sus hermanos pequeños algún juego divertido.

- **Proyectos en familia.** Podemos proponer a los adolescentes que tomen la iniciativa para planear y organizar proyectos divertidos en los que toda la familia pueda participar, como organizar las fotos de algún viaje, hacer un árbol genealógico o reconstruir la historia de la familia junto con los abuelos, quienes podrían ayudar a describir tiempos difíciles del pasado y cómo la familia los pudo superar.

- **Hacer voluntariado en la comunidad.** Cumpliendo con las normas de distanciamiento social, podemos sugerir a nuestros adolescentes que busquen oportunidades en Internet para ayudar en nuestra comunidad, ya sea en una protectora de animales o en un banco de alimentos. En resumen, buscar alguna tarea en la que puedan colaborar sintiendo que son útiles y que están haciendo bien las cosas.

6. OTRAS RECOMENDACIONES

Además de estas pautas y rutinas mencionadas anteriormente, debemos encontrar maneras para mantener la mente y el cuerpo sanos. Estas son algunas ideas:

- Salir a **caminar o a correr** al aire libre, ya sea solo o en familia. Hay que recordar, especialmente a los adolescentes, la importancia del distanciamiento social para que permanezcan al menos a dos metros de distancia de otras personas.

- Podemos recomendar a los demás miembros de la familia algún **libro** que nos guste especialmente o visitar con ellos bibliotecas virtuales donde puedan encontrar miles de libros digitales y audiolibros.

- Debemos buscar **nuevos pasatiempos** o destrezas que podamos aprender para disfrutar con ellos.

- Tenemos que **hacer ejercicio,** ya sea al aire libre o en casa siguiendo las pautas de algunos vídeos. Muchas plataformas también ofrecen acceso virtual a clases para hacer ejercicio.

- Podemos ver **películas,** programas de televisión, documentales de naturaleza, etc., juntos en familia.

- Podemos crear con ellos un **blog** sobre cómo ha sido la experiencia para la familia con el brote de la pandemia.

- Podemos hacer un **álbum de fotos** y de recortes con los recuerdos a modo de resumen de cómo vivió la familia los distintos momentos y fases de la crisis del COVID.

EN RESUMEN

La rutina son hábitos que se pueden adquirir para dotar de orden el aparente caos que ha generado la pandemia. Cuando sentimos que tenemos el control del día a día con acciones programadas combatimos el estrés y la ansiedad. Nuestra autoestima y nuestras relaciones personales también mejoran al sabernos con fuerza de voluntad y autodisciplina. Diseñar y adquirir nuevas rutinas, como hacer deporte, escribir un diario, meditar, mejorar los hábitos alimenticios, leer, hacer pasatiempos, etc. es beneficioso desde el punto de vista personal y familiar.

También podemos ayudar a los adolescentes a adquirir rutinas más saludables con las que afrontar las difíciles secuelas del COVID-19.

EMPATÍA FRENTE
AL MIEDO

La empatía se entiende como la capacidad de comprender las características emocionales de otra persona, tratando de abordar toda su complejidad. Pero esto no implica necesariamente tener las mismas opiniones y argumentos que expresa la otra persona. Ni siquiera significa estar de acuerdo con el modo de interpretar las situaciones con carga afectiva. Con el caso del coronavirus, ha ocurrido que se ha estigmatizado la enfermedad y al enfermo y lo que es más necesario es combatir esa estigmatización por solidaridad, ponerse en su lugar y actuar de un modo mucho más humano. El miedo no puede llevarnos a olvidar que debemos ayudarnos mutuamente.

1. ¿QUÉ ES LA EMPATÍA?

La empatía es la capacidad que tiene una persona de percibir en el día a día los sentimientos, pensamientos y emociones de los demás, basada en el reconocimiento del otro como similar, es decir, como un individuo similar a ella o él y con mente propia.

Podemos distinguir entre dos tipos de empatía: emocional y cognitiva. La **empatía emocional** es la que nos permite escuchar a la otra persona y comprender si tiene un problema o algún tipo de percance que esté afectando a sus sentimientos.

La **empatía cognitiva** es la que nos conduce a intentar solucionar ese problema o tratar de hacer sentir mejor a la persona con la que estamos empatizando.

El concepto de empatía está relacionado, entre otras cosas, con saber escuchar activamente, con el intento de comprender a los demás y con la capacidad de apoyar emocionalmente. Además, la empatía implica tener tanto la capacidad suficiente para diferenciar entre los estados afectivos de los demás como la habilidad para tomar perspectiva, sea cognitiva o afectiva, respecto a la persona que nos expresa su estado emocional.

Es, además, una de las competencias más importantes que debemos aprender a desarrollar. La palabra tiene su origen en vocablos griegos que significan «dentro de él» y «lo que se siente». Pero el significado de este concepto psicológico va mucho más allá de la capacidad de ponerse en el lugar de otro.

2. LA EMPATÍA Y LAS NEURONAS ESPEJO

La empatía ha sido investigada desde distintas ciencias, y entre ellas está la neurociencia. A principios de los años 90 se descubrieron de forma casual una serie de neuronas en el cerebro de un primate capaces de activarse tanto al ejecutar acciones como cuando observaba a alguien realizar la misma acción. Este descubrimiento se considera como el inicio de la que conocemos como **teoría de las neuronas espejo.**

Las neuronas espejo hacen viable la comprensión de los estados emocionales de las demás personas, es decir, crean la empatía. La teoría propone que cuando nos aproximamos o vemos a alguien que expresa rabia, miedo, alegría, tristeza, etc., comprendemos su estado emocional porque se activan en nosotros las mismas neuronas espejo que en el primate. Podemos imaginarnos a nosotros mismos en la misma situación que otra persona y podemos experimentar por nuestra cuenta un estado emocional parecido.

Cuando se producen deficiencias en el funcionamiento de las neuronas espejo, se puede desarrollar una incapacidad para ponerse en el lugar del otro y, por tanto, la incapacidad para experimentar empatía y compasión. En estos momentos se están llevando a cabo estudios y experimentos que tratan de probar la relación entre estas deficiencias y el desarrollo de patologías que generan altos grados de insensibilidad y falta de compasión en las personas a las que afectan.

Algunas investigaciones posteriores con neuroimagen han demostrado la existencia de sistemas de neuronas que se activan tanto cuando se ejecuta una acción como cuando se observa cómo la ejecuta otra persona, es decir, la empatía tendría así un fundamento neurológico.

La comprensión del significado de las acciones y emociones de otras personas sería entonces la función más importante de las neuronas espejo.

3. EL CONTAGIO EMOCIONAL

Muy relacionado con la empatía está el conocido como fenómeno de **contagio emocional intragrupal,** en el cual todo el grupo o una parte importante de él experimenta la misma emoción en respuesta a un estímulo.

El contagio emocional es la transmisión directa de una emoción de una persona a otra. Este fenómeno puede ocurrir sin la intención de provocarlo, aunque por supuesto también puede darse en situaciones intencionales. Esto implica considerar que las emociones se expanden como si de un virus se tratase, lo cual puede suceder tanto en las relaciones interpersonales como intragrupales.

El contagio emocional es una forma de empatía colectiva que consta de **dos versiones** de «propagación»:

- **El contagio automático,** que se produce de forma inconsciente, sin intención alguna de provocarlo.

- **El contagio controlado,** que se provoca intencionadamente. Por ejemplo, cuando alguien se ríe muy enérgicamente, en realidad, pretende inducir la risa a las personas que le rodean y se origina un contagio emocional provocado.

Podemos experimentar este contagio emocional gracias a las neuronas espejo de las que hablamos antes. Por otra parte, todos tenemos la capacidad de contribuir al contagio emocional. Y lo curioso es que esto se produce, en general, de forma bastante inconsciente.

En estos tiempos actuales de pandemia puede ser interesante hablar, no de empatía individual, sino de la colectiva, es decir, de la capacidad que podemos tener de entendernos y relacionarnos como grupo social, como manada.

La empatía social o colectiva es la capacidad de reaccionar como tribu, aunque al final la parte individual es importante, pues las conductas grupales son la suma de nuestras conductas individuales.

En la actual pandemia, todos, en mayor o menor medida, hemos formado parte de una catástrofe de consecuencias realmente duras, en una sociedad moderna a la que considerábamos invulnerable, pero no todos hemos reaccionado igual ante esta situación, ni todos hemos tenido el mismo grado de empatía ante el sufrimiento colectivo.

Todos deberíamos tener el mismo grado de compromiso social y de responsabilidad individual, y todos deberíamos tener igualmente la misma capacidad de empatizar con el dolor ajeno. Sin embargo, podemos argumentar que, lamentablemente, esto no ha sido así. Hemos asistido a través de los medios de comunicación, por ejemplo, al surgimiento de los **negacionistas** del virus y la pandemia. Estas personas que piensan que el virus que ha creado la pandemia de COVID-19 no es grave o no es real han ocupado titulares y espacios de programas informativos. Algunas de ellas llegan incluso a rechazar la existencia del virus mientras que otras aceptan el virus y la enfermedad, pero niegan su gravedad poniendo en duda su mortalidad, incluso cuando alguno de sus familiares han muerto por COVID-19.

También ha habido quienes especulan sobre orígenes artificiales e intencionales del coronavirus, algo cuya posibilidad ha sido rechazada por virólogos y otros expertos. Algunos sostuvieron sin pruebas que el virus fue creado en un laboratorio de la República Popular China con la colaboración de otros Gobiernos.

Otros, por su parte, han mostrado una tremenda falta de responsabilidad y sensibilidad al no acatar las medidas de protección desde el inicio de la pandemia, bien por el negacionismo del que hablábamos o bien por pura rebeldía contra cualquier sistema.

Todas estas conductas son consecuencia de una falta de empatía alarmante, donde las responsabilidades individuales y colectivas son inexistentes, provocando consecuencias inasumibles en momentos críticos como los que hemos vivido.

El contagio emocional está influido por el tipo de vínculos interpersonales y por el poder. Es más probable que nos sintamos contagiados por las emociones de personas con las cuales mantenemos unos vínculos afectivos próximos y satisfactorios que con personas desconocidas o con las cuales mantenemos relaciones lejanas o incluso conflictivas.

Respecto al **poder,** la persona que se percibe como superior en una relación es la que tiende a contagiar a las que se perciben como inferiores. Esto se debe en parte porque se percibe que la persona superior tiene recursos para hacer que nuestras vidas sean mejores o peores.

De todas formas, el contagio emocional suele ser **bidireccional.** Una persona influye en otra y la emoción de esta repercute en la primera. Esto sucede sobre todo en un tipo de relaciones caracterizadas por la igualdad.

La empatía y el posible contagio emocional consecuente han tenido, en general, una manifestación particular en el caso de la pandemia. En esta situación lógicamente se ha generado un clima emocional caracterizado por la tristeza, aflicción, pena, desconsuelo, pesimismo, desaliento, desgana, abatimiento, preocupación y también por la desesperanza.

La empatía y el contagio emocional dificultan experimentar otro tipo de emociones. Hace falta mucha competencia emocional para comunicar emociones positivas en tales situaciones. Sin embargo, es posible hacerlo, lo cual no significa que sea fácil.

La empatía es un valor que se debe potenciar y educar. Pero en ciertas situaciones un exceso de empatía nos puede hacer vulnerables y llevarnos a perder contacto con la realidad y nuestras obligaciones. Es el caso, por ejemplo, de un médico de urgencias que tiene que atender a personas contagiadas por el virus. El impacto emocional que le provoca este drama podría disminuir su eficacia profesional y llevarlo incluso a un estado de bloqueo. Por eso, lo ideal es tratar de que la sensibilidad de la empatía no nos haga vulnerables. Tenemos que tratar de tener sensibilidad con cierta invulnerabilidad.

4. LA AUTONOMÍA EMOCIONAL

La autonomía emocional es clave para saber gestionar las propias emociones. Esto es la capacidad de no verse seriamente afectado por los estímulos del entorno, lo cual requiere de una sana autoestima, autoconfianza, percepción de autoeficacia, automotivación y responsabilidad. Y, por supuesto, está directamente relacionada con el manejo de los bloqueos mentales a causa de excesos de empatía que hemos mencionado anteriormente.

Un objetivo fundamental en el sistema educativo debería ser formar personas con autonomía emocional, de tal forma que tengan competencias para dejarse contagiar de **emociones adaptativas,** como la solidaridad, el amor o la alegría, y desde luego no dejarse contagiar de emociones tóxicas, como la ira, la ansiedad, el pánico, la violencia, etc.

La autonomía es la facultad para gobernar las propias acciones sin depender de otras personas. Autonomía es lo contrario a heteronomía o dependencia emocional, que significa depender de fuerzas ajenas y externas. En este sentido, la autonomía emocional es la capacidad de pensar, adoptar decisiones y sentir por uno mismo, incluyendo la capacidad para asumir las consecuencias que se derivan de nuestros propios actos, es decir, la **responsabilidad.** También adquirir conciencia de la responsabilidad sobre lo que hacemos con las propias emociones y con las emociones de los demás. La autonomía emocional es un estado afectivo caracterizado por gestionar las propias emociones, sentirse seguro sobre sus propias elecciones y objetivos marcados.

En conclusión, **la empatía es un valor y una competencia** que conviene educar con sensibilidad. Las bases neurológicas de la empatía pueden favorecer contagios emocionales, que pueden ser positivos y adaptativos, pero también pueden transformarse en negativos y desadaptativos. Esto nos lleva a la importancia y necesidad de educar a nuestros hijos y a nosotros mismos en la autonomía emocional para poder tener sensibilidad con invulnerabilidad.

Los seres humanos venimos preparados en serie, somos seres sociales y seres empáticos. Es lo que se refiere a empatía como capacidad. Luego indiscutiblemente hay personas que poseen mucha mayor capacidad para empatizar que otras también por su naturaleza. Pero lo maravilloso es que la falta de empatía se puede trabajar. Si ser empáticos no es algo que nos surja de forma natural, podemos trabajarlo preguntando, escuchando con interés y, sobre todo, deseando comprender las circunstancias que acompañan a los que nos rodean y poder asistirles de alguna forma, aunque sea únicamente con nuestro apoyo y comprensión, lo cual puede resultar realmente significativo.

En el contexto de la crisis del coronavirus, al ser una situación nueva, intensa, de especial relevancia en el plano de supervivencia, la posibilidad de contagiarnos ha sacado a relucir toda una gama de actitudes, creencias, prejuicios, estereotipos y estigmas casi de manera instintiva.

En estas condiciones, las emociones juegan un papel clave al distorsionar entre el deber que tienen los médicos, enfermeras y trabajadores de la salud para con sus pacientes y las actitudes subyacentes provocadas por el miedo al contagio.

Una de las reacciones más típicas en un caso como este es experimentar miedo, una emoción primaria, que es crucial para nuestra autodefensa y supervivencia.

En algunas ocasiones, el propio personal sanitario que se estaba dejando la piel trabajando en los hospitales ha sido visto como propagador de la enfermedad. Tuvimos que presenciar actos bochornosos en el primer año de la pandemia, como vecinos que, llevados por el miedo, señalaban a profesionales sanitarios con carteles pidiéndoles que abandonaran el edificio comunitario e incluso soportaron pintadas en sus coches, como le sucedió a una profesional de la salud en Barcelona en abril de 2020, que se encontró en su automóvil las palabras «rata contagiosa». Casos así de graves de acoso y de estigmatización se han dado por todo el mundo durante el COVID-19, cuando el miedo de algunos ha llevado a la persecución de ciertos sectores de la sociedad, como el de los sanitarios o el las personas de procedencia asiática. Estas conductas pueden prevenirse trabajando la empatía.

5. EL MIEDO Y EL ESTIGMA

El miedo predominante ha sido sin duda el de infectarse, lo que ha dificultado el manejo del contacto y la empatía también con personas infectadas, como el mediático caso de una estudiante en la ciudad de Madrid, en el que cuando sus compañeras de piso se enteraron de su positivo en coronavirus, trataron de expulsarla de la casa en un gesto de insensibilidad total.

Es este mismo temor lo que puede llevar a los trabajadores de la salud a proporcionar un tratamiento menos preciso o cuidadoso que el que brindarían en circunstancias normales o lo que ha provocado que los enfermos hayan sido estigmatizados socialmente por padecer la enfermedad.

El estigma puede definirse como una marca de desgracia que distingue a una persona de las demás. El estigma social, la **discriminación** y devaluación por parte de otros. Tiene una variedad de consecuencias negativas que inhiben la recuperación plena. Esto puede significar que las personas sean etiquetadas, estereotipadas y discriminadas debido al vínculo con la epidemia. Es una circunstancia bastante más notoria cuando se trata de una enfermedad muy contagiosa como esta. La estigmatización ha sido una gran falta de empatía y en muchos casos ha aumentado sustancialmente el sufrimiento de las personas que han padecido la enfermedad.

Además, ha provocado en algunas ocasiones que las personas afectadas por coronavirus o las que corrían el riesgo de contraerlo evitasen buscar atención médica, lo que ha dificultado mucho más a las autoridades de salud pública el control de la enfermedad.

La discriminación hacia los pacientes es la respuesta conductual del prejuicio que puede entenderse en términos de procesos sociales de poder y dominación con algunos grupos, que sirven para devaluar a los estigmatizados.

A nivel individual, el estigma se ha asociado con niveles insuficientes de conocimiento y miedo a la transmisión. Un examen más detenido de los factores relacionados con el estigma podría dar lugar a asociaciones con altos niveles de estrés y con falta de empatía.

Todos en alguna ocasión nos hemos sentido un poco aislados, con falta de *feedback* por parte de nuestro entorno o incluso de las autoridades o profesionales sanitarios, con falta de apoyo y con falta de comprensión. En otras muchas ocasiones, quizá no hemos sabido atender adecuada y empáticamente el estado emocional de otra persona.

Pero no nos confundamos: empatizar no significa que seamos convencidos para cambiar nuestra opinión y que tengamos que acabar admitiendo que los demás tienen razón de manera forzosa. Empatizar significa que debemos ser capaces de comprender cómo se sienten los otros, qué los mueve a actuar de una manera o de otra, por qué adoptan algunas decisiones o por qué pueden estar decaídos. Si entendemos cuáles son sus razones, al final de esas razones habrá una emoción que lograremos llegar a entender.

6. LOS MIEDOS MÁS COMUNES

Durante la epidemia, es comprensible que muchos nos hayamos sentido más estresados y preocupados de lo habitual. Entre las respuestas psicológicas más comunes que estamos experimentando, se encuentran estos **miedos o temores:**

- Acudir a centros sanitarios.
- Perder el trabajo y nuestros medios de vida.
- Sentirse excluido o ser asociado con la enfermedad.
- Enfermar y/o morir.
- Perder a los seres queridos e impotencia por no poder protegerlos.
- Ser separados de los familiares y amigos durante una cuarentena.
- Cuidar de otras personas.

En el transcurso de la pandemia hemos sido víctimas de sensaciones de soledad, aburrimiento o impotencia por el aislamiento durante el confinamiento. A nivel psicológico y directamente relacionado con los cambios acontecidos, hemos pasado por diferentes etapas caracterizadas en un primer momento por repuntes en lo que respecta a la sintomatología de **ansiedad,** tanto en mujeres como en hombres, principalmente en forma de alteraciones del sueño, preocupación o anticipaciones catastrofistas y desesperanza.

Después, muchas personas, por miedo, comenzaron a tener **comportamientos compulsivos** en cuanto a mantenimiento de higiene y comprobaciones de salud, dando lugar a problemas de pareja y familia, y pasando a ser el indicador en ira e **irritabilidad** uno de los más significativos. Esto se vio también en los primeros días de la pandemia, donde el consumo de algunos bienes como el papel higiénico se multiplicó de manera compulsiva por miedo al desabastecimiento. Un miedo que se demostró infundado con el paso del tiempo.

Posteriormente, llegó la peor de las consecuencias, cuando todos presenciamos cómo sucedía el fallecimiento de muchísimas personas, cuando fuimos testigos de cómo personas cercanas a nosotros morían y ni siquiera sus familiares podían despedir a sus seres queridos o darles el entierro o funeral que se merecían. Fue entonces cuando el **sufrimiento** personalizado y la pesada carga emocional causaron estragos, siendo un potente caldo de cultivo para desarrollar una **sintomatología depresiva** en todas sus áreas.

7. EL SÍNDROME DE LA CABAÑA

Todo lo anterior desembocaría después, con el inicio del desconfinamiento, en una nueva sintomatología catalogada bajo el sobrenombre del **«síndrome de la cabaña».**

Es importante que no asociemos este síndrome a una enfermedad mental. Se habla de síndrome cuando una persona experimenta un conjunto de síntomas y reacciones, que pueden ser tanto emocionales como cognitivas y motoras, tras una determinada experiencia vital, como es el caso del conocido como síndrome de Estocolmo.

A pesar de haber adquirido mucha relevancia a raíz de los últimos acontecimientos, el síndrome de la cabaña no es algo nuevo ni muchísimo menos, sino que ha sido vinculado previamente a situaciones en las que una persona o colectivo social experimentan esta sintomatología determinada después de haber estado mucho tiempo aisladas o encerradas en determinado lugar sin acceso a distintas estimulaciones o socializaciones fuera del mismo. Este síndrome viene asociado a las distintas reacciones de presidiarios ante su puesta en libertad tras la finalización de la condena, o a otras personas cuyas vidas, por algún motivo, han incluido grandes periodos aislamiento debido, por ejemplo, a una enfermedad, una climatología extrema o un conflicto armado.

El síndrome de la cabaña hace alusión al temor a las consecuencias de una serie de vivencias desagradables que se activan cuando una persona o un grupo quedan confinados en un lugar aislado o en un lugar cerrado durante un periodo lo suficientemente prolongado de tiempo. En definitiva, es el **miedo a salir a la calle,** miedo a contactar con otras personas fuera de las paredes de nuestra casa, temor a realizar actividades que antes eran cotidianas, como salir con amigos, utilizar los medios de transporte público o relacionarnos con otras personas de nuestro entorno laboral.

Este síndrome puede llegar a nuestras vidas por sorpresa, al igual que ha tenido lugar la pandemia. El confinamiento y la reclusión en espacios seguros resultan un detonante perfecto para este síndrome: al principio resulta claustrofóbico pero, con el paso del tiempo, nuestro hogar se convierte en nuestro refugio de paz y seguridad. Una vez más nuestro instinto de supervivencia y adaptación, nos ha permitido superar el encierro. Nos hemos acostumbrado pero la situación nos genera respuestas fisiológicas, corporales y conductuales, conlleva una serie de síntomas compatibles con los que se encuentran en cualquier tipo de fobia o cualquier trastorno de ansiedad básicamente conocidos por la mayoría de las personas.

A nivel fisiológico las respuestas vinculadas al síndrome de la cabaña pueden ser estas:

- Cuadro general de estado de nerviosismo.
- Aumento de la irritabilidad.
- Sensación de hormigueo en las extremidades, sobre todo en manos y pies.
- Trastornos en la conciliación o mantenimiento del sueño.
- Arritmia o taquicardia.
- Sudores fríos.
- Respiración superficial o más rápida.

A nivel cognitivo las reacciones relacionadas con el síndrome de la cabaña pueden ser las siguientes:

- Pensamientos recurrentes catastrofistas vinculados a lo que se encuentra más allá del lugar donde uno está confinado.
- Constante planificación de un posible plan de acción situándose en el peor de los escenarios.
- Intento de controlar todas las variables del entorno con pensamientos en bucle.

A nivel motor, conductas de evitación o escape, como, por ejemplo:

- No desear o negarnos a regresar a la actividad laboral.
- Tratar de evitar el contacto social con amigos y conocidos a nivel presencial.
- Reestructurar nuestra forma de vida para salir lo menos posible.
- Cancelar viajes o importantes planes previstos con bastantes meses de antelación.

En definitiva, las personas con este síndrome comienzan a organizar la vida actual y su vida futura guiadas por el miedo, pasando a mantener un **estado de supervivencia** más que la vida plena que solían tener, cargada de actividades de todo tipo que ahora se sienten incapaces de llevar a cabo.

La base del síndrome de la cabaña, como estamos viendo, es el **miedo,** y las distintas reacciones automáticas de todas las personas ante la presencia de los temores que este implica. Todos instintivamente buscamos la propia supervivencia.

En esta pandemia, en principio y como punto de partida, ha habido un miedo generalizado de la población a contraer la enfermedad, siendo este temor completamente adaptativo en cuanto a que nos ha mantenido a todos en un estado de alerta constante para llevar a cabo las conductas necesarias para el mantenimiento de nuestra salud, una situación emocional y conductual que puede resultar verdaderamente agotadora.

No obstante, en muchos casos, este miedo ha llegado a convertirse en un miedo no adaptativo cuando ha pasado a ser el «capitán» de nuestra vida, limitando vivencias y actividades con las que solíamos disfrutar, actividades de contacto, de exploración, profesionales, crecimiento profesional, ocio, etc.

Un temor que, además, nos recuerda constantemente la percepción de que la seguridad únicamente se encuentra en nuestro hogar.

Otras veces el miedo inicial a la enfermedad ha desembocado en el miedo a exponernos al contacto social, a distanciarnos del hogar realizando viajes o desplazamientos o a recuperar el contacto con aspectos previos a la pandemia que ya conllevaban una importante carga emocional, como podía ser visitar o cuidar de nuestros mayores.

Todos estos aspectos se encuentran vinculados a una misma variable: el **confinamiento.** Nuestros hogares nos han amparado y protegido del virus, y además nos han ayudado a refugiarnos de aquellas vivencias o sentimientos que ya suponían cierta carga estresante, como la asistencia a clases o al trabajo de manera presencial.

La medida de confinamiento adoptada con el fin de la protección de la población ha servido incluso de escudo a algunas personas que han encontrado un estilo de vida más relajado y cómodo en el que las emociones desagradables ya no tienen tanta cabida.

Los **niños y adolescentes** también tienen las mismas posibilidades de sufrir este tipo de sintomatología, aunque conviene destacar que existen determinadas diferencias. En lo que respecta a las causas, se observa una mayor predisposición al miedo desadaptativo en los niños más pequeños que previamente padecían ciertas fobias o miedos angustiantes, como la fobia a los ruidos fuertes o a los espacios con mucha masificación o afluencia de personas, así como en aquellos que han sufrido de cerca las consecuencias más duras del COVID-19.

Por otro lado, la forma de vivenciar la **desescalada** del desconfinamiento por parte de sus figuras paternas o de referencia va a ser fundamental, siendo las verbalizaciones, los actos y las vivencias emocionales realmente determinantes para estos niños.

La forma de exteriorizarlo suele venir acompañada de irritabilidad, un estado de nerviosismo generalizado, una notoria falta de concentración, conductas excesivamente negativistas que en muchos casos llegan a ser hasta desafiantes.

También se puede exteriorizar en el caso de los niños con un **retroceso** en determinadas conductas o etapas evolutivas que ya se creían superadas en su desarrollo, como podría ser el control de esfínteres o la regresión a terrores nocturnos.

Ya sea en el caso de adultos o en el de niños, algo plenamente importante es **conservar nuestra vida** y en ningún caso cederla ante el miedo, que se apoderará de ella y nos generará una sensación absoluta de malestar.

El miedo genera una respuesta de supervivencia o de lucha, huida o evitación que conlleva el aislamiento, cerrarnos a determinadas experiencias, la disminución de la curiosidad y la falta de deseo de explorar nuevas vías; en general, la limitación de nuestra vida en todas sus formas.

Si el miedo nos vence, terminaremos adoptando un estilo de vida pobre y carente, un estilo de vida basado únicamente en las obligaciones o los deberes vitales, nos limitaremos a funcionar sin ilusión, sin alegría y sin dejar espacio a vivencias que nos hagan sentirnos plenos.

Hasta tal punto será así que todo lo anterior nos creará una importante sensación de malestar generalizado, una visión mucho más negativa de todo lo que nos rodea, una mirada mucho más pesimista de las personas que tenemos a nuestro alrededor e incluso de nosotros mismos. Además, nos adentraremos en un estado de ánimo cargado de tristeza, melancolía, pereza y malestar tanto físico como mental. Corremos, pues, el riesgo de convertir esa tristeza en un posible y nocivo estado depresivo.

Las **personas mayores** que hayan sido o no vacunadas y siguen experimentando el miedo al desconfinamiento, para no caer en este estado que venimos definiendo, deben tener claro que las salidas se tienen que ir haciendo de forma gradual, de manera que puedan ir regulando su exposición y sus emociones al respecto.

Deben empezar a salir a pasear y hacer ejercicio para ir graduando el contacto con el exterior, ya sea por el mero hecho de exponernos a la calle, al ruido o a otras personas desconocidas como a uno mismo en un entorno menos controlado como es la calle en contraposición a la seguridad del hogar. Para poder emplear esas salidas en realizar algo que nos agrada o que nos pueda aportar una leve sensación agradable, al menos al principio, es importante hacerlo de esta manera gradual.

Intentemos disfrutar de los parques, la playa si es posible, el sol, tener contacto con la naturaleza de nuestro entorno. Tratemos de asociar las primeras salidas con lo que nos produzca mayor placer, como una buena comida, la mejor compañía. Esto hará más fácil que volvamos a repetir la experiencia al día siguiente.

Además, para aliviar los síntomas del síndrome de la cabaña es importante seguir los **protocolos** estipulados de seguridad y protección. El respeto a ciertas pautas de distanciamiento social, el lavado de manos, el empleo de hidrogel desinfectante y un uso de mascarilla adecuado pueden proporcionar cierta sensación de seguridad que es totalmente necesaria para superar el miedo a recomenzar la vida.

8. CÓMO AYUDAR A LOS MÁS MAYORES

En estos momentos, más que nunca, es importante escuchar a nuestros mayores y atender sus necesidades para que puedan salir adelante de la manera más agradable posible. La situación es excepcional y no hay una única manera correcta de superarla. Es normal que tengan miedo, pero también es normal que sientan la necesidad de superarlo lo antes posible. Por ello es importante que observen algunas de estas pautas:

- Deben fijarse **metas a corto, medio y largo plazo** viables, beneficiosas y realistas, ajustando los pasos para que vayan en dicha dirección.

- Deben abrir la mente a restaurar sus **antiguas rutinas** y patrones a la hora de recuperar aspectos en el marco social, laboral y de salud en el que nos encontramos.

- Pueden también explorar **nuevas actividades** y hobbies que les hagan sentir bien.

• Deben comenzar a **exponerse** a los estímulos temidos, comenzando por los menos estresantes hasta llegar a los más estresantes, e ir poco a poco ampliando la frecuencia e intensidad de las aproximaciones.

• Deben **conectar** con todo aquello que les hacía disfrutar antes del confinamiento y que parecen haber dejado atrás.

• Tienen que intentar **compartir** vivencias, emociones y pensamientos con su círculo más cercano para así poder sentirse acompañados en este proceso tan difícil.

• Han de ir a **su propio ritmo,** sin demasiada prisa, pero sin permitir que decaigan sus ganas y fuerzas en el intento.

9. EMPATÍA FRENTE AL MIEDO

Como hemos visto, la exposición prolongada al miedo, la preocupación o la incertidumbre puede provocar en nosotros muchas consecuencias negativas y desembocar en baja autoestima o incluso depresión. Para que nada de esto ocurra, tenemos que aprender a transformar el miedo en sentimientos positivos, como bien puede ser la empatía.

Las personas empáticas tienden a ser más generosas y a volverse más sabias y más compasivas, por lo que tienen una mejor relación con los demás, aceptando sus diferencias y utilizando estrategias en el manejo de conflictos, sin manipulación ni coacción.

Tiempo después del inicio de la pandemia, a medida que las restricciones se van suavizando y más personas comienzan a salir, a recuperar sus vidas, podemos enfrentar diferencias sobre lo que es necesario o seguro con la familia o amigos.

Nos surgen muchas preguntas y opciones. Nos preguntamos si es sensato llevar a nuestros hijos a comer a un restaurante o si podemos reunirnos con amigos para tomar una copa, si debemos abrazar a nuestros mayores, etc.

Si lo rechazamos sistemáticamente, corremos el riesgo de herir los sentimientos de los demás, y si aceptamos estas opciones, podemos exponernos a nosotros mismos y a nuestros seres queridos al riesgo del virus, o sentirnos juzgados por otros en el proceso. Todas son experiencias naturales durante y después de la pandemia, y existen formas de abordar las interacciones con amigos y seres queridos, y de reflexionar sobre los propios sentimientos, que pueden proporcionar un camino positivo hacia adelante y ayudar a mantener relaciones saludables.

Las habilidades de **comunicación** son clave para navegar los conflictos en torno a las actitudes relacionadas con COVID, y a veces es suficiente explicar cómo nos sentimos y recordar que mantener la amistad o la relación puede ser tan importante como protegernos del contagio.

En este contexto, la empatía corresponde a la capacidad como un rol de sociedad para comprender que el acto de respetar las reglas de aislamiento o desapego social es visto, no solo como una actitud de responsabilidad y amor por los demás, sino como un acto prosocial y verdaderamente empático.

La Organización Mundial de la Salud ha enfatizado durante la pandemia **la** importancia de la **compasión** y la **bondad** en nuestros comportamientos como una forma de apoyar a los profesionales de la salud y a las personas infectadas para que continúen, respectivamente, brindando su asistencia y con la esperanza por un futuro mejor.

Quienes necesitan más de nuestra empatía en estos tiempos son nuestros mayores, que durante esta pandemia han dado ejemplo a todos con su actitud. Teniendo en cuenta, además, la relación que existe entre la edad y la gravedad del virus en el organismo, los mayores han sido el grupo más castigado por la ansiedad intensa y la incertidumbre.

Ahora poco a poco se están reincorporando a sus vidas después de recibir las vacunas. En esta reincorporación a sus vidas pueden aparecer todo tipo de emociones, como ansiedad, miedo, rabia e incluso sentimientos de culpa ante las pérdidas.

Por este motivo debemos ayudarles en estos momentos más que nunca en la gestión de sus pensamientos y en la adaptación a la nueva situación, de acuerdo con sus necesidades. Es muy importante valorar y velar por su estado de salud. Si las personas mayores han salido de esta pandemia de manera sana e indemne, es posible que se sientan más positivas y confiadas, pero si han sufrido la enfermedad, posiblemente se sientan más vulnerables, más cansadas y agotadas física y emocionalmente. También si han tenido muchas pérdidas entre sus familiares y amigos estarán más afectados que si no.

Debemos escucharles y legitimar todas sus emociones mientras van recuperando su actividad, y si han sufrido una pérdida (de la pareja, hijos, amigos...), es esencial acompañarles en la elaboración del duelo, respetando su sensación de vacío y facilitando su expresión emocional.

Otro factor clave es el de la **soledad no deseada,** incluso más relevante que el de la salud. Es bueno que las personas mayores se sientan queridas y acompañadas, y por ello, la red de solidaridad de acompañamiento y vinculación creada durante la pandemia debería permanecer funcionando, dando apoyo y soporte tanto en centros residenciales como en domicilios de mayores. Formar parte de ese movimiento de acompañamiento puede reforzar a los adolescentes y jóvenes, beneficiándose mutuamente, ya que unos reciben compañía y otros tienen la satisfacción de ayudar.

Es fundamental concienciar al resto de la sociedad de no fomentar el aislamiento social y la estigmatización. Se debe seguir ampliando la visibilidad y el respeto a estas personas que ya han pasado, y superado, muchas adversidades a lo largo de su vida y tanto nos han enseñado. Sigamos agradeciendo su sacrificio y aprendiendo de ellos.

Practicar la empatía con los mayores nos puede ayudar a ampliar nuestras perspectivas y con ello a enriquecer nuestro mundo con nuevas ideas, puntos de vista y oportunidades. Es una habilidad social clave que, como ya hemos visto, nos permite escuchar mejor, comprender y formular mejores preguntas, tres aspectos fundamentales de una buena comunicación con las personas de nuestro entorno. Además, es una de las bases para construir relaciones sólidas y enriquecedoras que tanto son de agradecer.

10. BENEFICIOS DE LA EMPATÍA

La empatía, como habilidad de nuestra inteligencia emocional, nos conduce a experimentar los siguientes beneficios:

- Aumenta la capacidad para resolver problemas.
- Nos predispone para ser más solidarios con los demás y compartir más.
- Mejora el carisma y la imagen personal.
- Nos hace considerablemente más respetuosos.
- Aumenta las capacidades de liderazgo, negociación y colaboración.
- Mejora las relaciones sociales.
- Nos ayuda a sentirnos mejores personas.

11. CÓMO MEJORAR NUESTRA EMPATÍA

Para mejorar nuestra empatía debemos prestar especial atención a lo que nos explican o argumentan otras personas, debemos atender también a las manifestaciones no verbales, a los gestos que se corresponden con el estado de ánimo que no se verbaliza y tratar de no interrumpir su discurso verbal. Es seguro que este esfuerzo merece la pena. Existe evidencia de que nuestro propio estrés puede reducirse si nos enfocamos deliberadamente en las necesidades de los demás. De hecho, los psiquiatras defienden la **empatía cognitiva** y el **altruismo** para limitar la exposición a emociones que nos producen angustia.

Al igual que al desarrollar hábitos alimenticios más saludables para evitar la comida rápida, cuando creamos hábitos saludables de empatía, es menos probable que caigamos en una especie de atracón emocional a altas horas de la noche.

Debemos **reservar tiempo** para imaginar cómo se sienten los demás de manera consciente y deliberada, dedicar, incluso, unos minutos a una sesión regular de meditación para poder pensar en los demás con la mente despejada.

Además, cuando hablamos con otra persona, debemos reflexionar sobre lo que nos esté comunicando para entenderlo mejor. Asimismo, debemos expresar **señales de seguimiento activo** a modo de *feedback:* asentir con la cabeza o reflejar expresiones faciales congruentes con aquello que nos está explicando la otra persona pueden ser herramientas útiles para una buena comunicación.

Por otro lado, también es positivo **mostrar interés** preguntando detalles sobre el contenido de la conversación, así como prestar atención a los mensajes transmitidos de carácter paralingüístico, tales como el tiempo de respuesta, el volumen, la entonación, etc.

Podemos mostrar una mejor **comprensión** y **apoyo** a través de frases como «entiendo por lo que estás pasando», «comprendo cómo te sientes» e incluso «me gustaría estar en tu lugar» cuando verdaderamente las sintamos y encajen con el hilo de la conversación. Es importante no lanzar estas frases de manera automática y fuera de contexto.

Sin embargo, en muchas ocasiones, con el simple hecho de e**scuchar activamente** al otro le permitimos desahogarse y gestionar su estado emocional. De esta forma, nuestro interlocutor siente alivio únicamente por el hecho de tener un oyente al que transmitir sus emociones.

No debemos invalidar, rechazar o **juzgar** las emociones de la persona que las expresa, ya que esta es una premisa fundamental para mostrar sensibilidad empática.

Cuando la persona que escucha empáticamente ha vivido una situación emocional semejante a la que se está expresando, el proceso comunicativo es más fluido, ya que se produce una mayor **sintonía emocional.**

Leer guiones de cine y teatro o centrarnos en un personaje cuando vemos una película o leemos un libro, intentar ir más allá de las palabras, tratar de comprender la historia personal, las experiencias previas, los miedos que se esconden tras el personaje, sus deseos e ilusiones, y sus emociones es un fantástico ejercicio para la mejora de la empatía. La **ficción** puede resultar una suerte de campo de entrenamiento para una socialización lo más sana posible. También lo puede ser elegir a una persona desconocida en el metro o en el autobús e intentar traducir su comunicación no verbal, sus gestos, sus pensamientos, etc., por supuesto de la manera más discreta posible, sin incomodarla evitando que se sienta observada.

EN RESUMEN

Gracias a las neuronas espejo, los humanos presentamos empatía y contagio emocional, aunque no todos en el mismo grado. La buena noticia es que la empatía se puede estimular. La situación de pandemia ha provocado miedo que a su vez ha desembocado en estigmatización social y síndrome de la cabaña, pero ahora que comprendemos la importancia de la empatía en la vida cotidiana y en tiempos difíciles, ahora que sabemos cómo funciona y cómo se puede aumentar en nosotros mismos y educar en los demás, tenemos una de las herramientas clave para la transformación cultural, para formar una sociedad más civilizada y más respetuosa.

GRUPOS MÁS VULNERABLES EN PANDEMIA

Los más vulnerables, las personas con patologías, mujeres y niños, personas con discapacidad, personas de avanzada edad, personas marginadas y desplazadas pagan el precio más elevado y, además, son quienes tienen un mayor riesgo de sufrir pérdidas en una pandemia.

Algunos estudios realizados en la ciudad de Nueva York pusieron de manifiesto que las personas más vulnerables mostraban signos de ansiedad, estrés y miedo por el COVID-19 más elevados que el resto de personas. Esto es así porque la situación económica y financiera supone un gran peso para muchos ellos. Muchos tuvieron por ejemplo que dejar su trabajo porque sus hijos en edad escolar tenían que aprender en casa. La inseguridad financiera puede ser aterradora para las familias, lo que les causa aún más trauma, por no hablar de las condiciones en las que viven algunos de ellos: en centros repletos de gente, que hacen que sean aún más vulnerables a la transmisión de enfermedades.

La Organización de Naciones Unidas (ONU) instó a los gobiernos a adoptar medidas urgentes para que nadie perdiera su hogar y poder asegurar el acceso a una vivienda digna a aquellos que no la tienen. Nunca la vivienda había supuesto una cuestión tan fundamental como en esta pandemia. Aquellos que viven en refugios, en la calle o en refugios improvisados y las personas que pueden perder su empleo y enfrentarse a dificultades económicas que podrían acabar en retrasos en el pago de sus hipotecas y alquileres fueron los sectores de población más vulnerables.

Afortunadamente, en muchos países se adoptaron buenas prácticas, como la suspensión de los desahucios por retrasos en el pago de alquileres, aplazamientos de los pagos de hipotecas para los afectados por el virus, extensión de las moratorias a los desalojos forzosos de infraviviendas y el aumento del acceso a los espacios sanitarios y de refugio de emergencia para las personas sin hogar.

1. PERSONAS CON DISCAPACIDAD

Las medidas de contención tales como el distanciamiento social y el autoaislamiento pueden resultar imposibles para quienes dependen del **apoyo** de otros para comer, vestirse y bañarse. Este apoyo es básico para sobrevivir en el caso de las personas discapacitadas, por lo que los estados deben adoptar medidas de protección social adicionales para garantizar que este grupo de personas siga recibiendo apoyo durante una pandemia. El acceso a la ayuda financiera adicional también es vital para reducir el riesgo de que las personas con discapacidad y sus familias sufran una mayor vulnerabilidad o pobreza. Muchas personas con discapacidad dependen de servicios que fueron suspendidos durante esta crisis sanitaria.

La atención médica conlleva dificultades para algunas personas con discapacidades, incluso en lugares de rentas altas. Otras barreras incluyen los obstáculos físicos, las leyes discriminatorias y el estigma. Todo esto puede hacerse aún más complicado en situaciones de crisis.

A pesar de que tener una discapacidad no supone un mayor riesgo de infección del virus, muchas personas con discapacidades padecen otros problemas médicos que hacen que la enfermedad sea más peligrosa, según el programa sobre la discapacidad del Departamento de Asuntos Económicos y Sociales.

2. LAS MUJERES

Durante una crisis como esta pandemia, las mujeres contribuyen de manera esencial como líderes y personal de respuesta de primera línea, sin embargo, han sufrido una de las peores consecuencias del brote en materia sanitaria, económica y social, según la Entidad de la ONU para la Igualdad de Género y el Empoderamiento de la Mujer (ONU Mujeres).

A nivel mundial, las mujeres constituyen el 70% de los trabajadores de primera línea en el sector sanitario y social como enfermeras, comadronas, limpiadoras y trabajadoras en lavanderías. Es por ello que se hace necesario el diseño de estrategias de mitigación que se centren específicamente en las repercusiones sanitarias y económicas del brote de COVID-19 en las mujeres y que apoyen y fomenten su resiliencia.

3. LOS NIÑOS

Cientos de millones de niños de todo el mundo se han enfrentado a amenazas de su seguridad y bienestar cada vez mayores durante esta pandemia, incluidos los malos tratos, la violencia de género, la explotación, la exclusión social y el estar lejos de sus cuidadores debido a las medidas adoptadas para contener la propagación del virus.

En el caso de los niños, ha sido UNICEF quien ha instado a los gobiernos a asegurar la seguridad y el bienestar de los menores en medio de las cada vez mayores consecuencias socioeconómicas de la enfermedad. UNICEF, junto con sus asociados de la Alianza para la Protección de la Infancia en la Acción Humanitaria, han estado trabajando a marchas forzadas para dar respuesta a esta situación.

Alrededor del 95% de los niños matriculados no ha asistido temporalmente al colegio debido a la COVID-19. Esta situación aumenta el riesgo de problemas de todo tipo en los hogares, especialmente en el caso de los niños más vulnerables en donde el riesgo de abandono permanente ha aumentado notablemente. Se ha vivido una **crisis educativa** sin precedentes en la historia reciente. Muchas plataformas lanzaron a través de sus canales digitales ayudas a las familias y a los educadores con herramientas educativas y de entretenimiento gratuitas, así como consejos y ejemplos de buenas prácticas de salud e higiene.

4. LAS PERSONAS DE EDAD AVANZADA

Como ya sabemos, el virus puede infectar a personas de todas las edades, pero el riesgo de enfermar de manera grave aumenta gradualmente con la edad a partir de los 40 años, especialmente en el caso de las personas que ya sufren problemas de salud previos. En concreto, las personas que superan los 60 años corren el mayor riesgo.

La Unión Internacional de Telecomunicaciones ha informado de que en estos tiempos de distanciamiento social los mayores han estado más aislados, por lo que se pusieron en marcha programas de **inclusión digital** del Sector de Desarrollo de las Telecomunicaciones para fomentar la accesibilidad a la tecnología de la información y de las comunicaciones como medio para empoderar a todas las personas de edad más avanzada, independientemente de su género, capacidad o ubicación.

Es necesario crear sociedades digitales más inclusivas en todos los países y regiones, así como para garantizar el desarrollo socioeconómico y la participación plena y efectiva en la sociedad y la economía digital de todos sus ciudadanos.

5. LOS REFUGIADOS E INMIGRANTES

La red de Migración de la ONU ha destacado que al igual que el COVID-19 no discrimina la respuesta de los países tampoco debería ser discriminatoria en ningún caso. La Red instó a que todos, incluidos los migrantes sin importar su condición migratoria, participaran en los esfuerzos por mitigar y hacer retroceder los efectos de esta enfermedad.

Con ese fin, los migrantes deben considerarse tanto víctimas en potencia como parte integrante de toda respuesta eficaz en materia de salud pública. Es especialmente importante que las autoridades hagan todo lo posible por hacer frente a la **xenofobia,** incluso en los casos en que los migrantes y otras personas son objeto de discriminación o violencia debido al origen y la propagación de la pandemia.

6. LOS MÁS VULNERABLES

Ante cualquier epidemia o pandemia existen dos grupos principales que tienen un mayor riesgo de contraer la enfermedad, el vulnerable con riesgo y el extremadamente vulnerable, con muy alto riesgo.

Las personas clasificadas como **extremadamente vulnerables** son aquellas que tienen un riesgo muy alto de enfermedad por el virus porque cuentan con una condición de salud grave como podría ser:

- Haber recibido un **trasplante de órgano,** por ejemplo, riñón, hígado, páncreas, corazón y pulmón.

- Padecer algún tipo de **cáncer específico.** Esto incluye estar recibiendo quimioterapia activa; sufrir cáncer de pulmón y estar recibiendo radioterapia radical; sufrir cáncer de sangre o de médula ósea; o estar recibiendo inmunoterapia o tratamientos con anticuerpos; estar recibiendo tratamientos dirigidos contra el cáncer; haber recibido un trasplante de médula ósea o de células madre en los últimos seis meses o estar tomando medicamentos para la inmunosupresión.

- Padecer fibrosis quística, asma y EPOC graves.

- Padecer una **enfermedad rara** que aumenta significativamente el riesgo de infección.

- Estar recibiendo **terapias de inmunosupresión** a niveles que aumenten el riesgo de infección. Estos son tratamientos que suprimen su sistema inmunológico (el sistema del cuerpo que combate las enfermedades).

- Estar **embarazada** al tiempo que se padece una enfermedad cardíaca significativa.

Por otra parte, las personas vulnerables son aquellas que se encuentran en alguno de los siguientes casos:

- Tienen 70 años o más.

- Tienen menos de 70 años, pero presentan alguna condición de salud importante.

- Están embarazadas.

- Tienen asma a largo plazo (crónica).

- Con enfermedad Pulmonar Obstructiva Crónica (EPOC), con enfisema o bronquitis.

- Con enfermedad cardíaca crónica.

- Con enfermedad renal crónica.

- Con hepatitis.

- Tienen afecciones neurológicas crónicas, como la enfermedad de Parkinson, la enfermedad de las neuronas motoras (ENM), la esclerosis múltiple (EM), una discapacidad del aprendizaje o parálisis cerebral.

- Presentan diabetes.

- Tienen problemas con el bazo, por ejemplo, enfermedad de células falciformes.

- Presentan un sistema inmunológico débil como resultado de condiciones como el VIH y el SIDA, o medicamentos como tabletas de esteroides o quimioterapia.

- Tienen un índice de masa corporal (IMC) de 40 o más (sobrepeso grave y obesidad).

7. APOYO EMOCIONAL PARA ESTOS GRUPOS

Sin duda, este ha sido un momento difícil para todos y las medidas han salvado y siguen salvando muchas vidas. Ayudar a un ser querido con las cosas que necesita y mantener la distancia, son las formas más imprescindibles para protegerlos, pero también es de vital importancia **conversar** con ellos sobre la situación y **responder** a todas sus preguntas de manera clara y sencilla; en momentos de estrés es común que los niños y las personas de edad más avanzada estén más apegados y demandantes hacia sus cuidadores por su miedo y ansiedad, por eso es importante acoger con calma sus reacciones y transmitirles tranquilidad y seguridad; mantener en lo posible sus rutinas y actividades cotidianas siempre que las medidas de prevención lo permitan; aprender y practicar juntos las técnicas de higiene y protección y evitar la exposición a noticias y redes sociales que puedan aumentar sus miedos.

EN RESUMEN

La situación que estamos viviendo está generando, y desgraciadamente seguirá generando muchas dificultades y problemas. Es normal sentir miedo, incertidumbre, enfado o preocupación. Es importante sopesar los recursos a nuestro alcance de un modo realista, centrarnos en lo que está bajo nuestro control y no anticiparnos haciendo predicciones catastrofistas. Hay que ajustar las expectativas sobre los resultados, colaborar y buscar apoyo. En definitiva, enfocarnos a la solución del problema, adaptándonos a las circunstancias.

Ante la dificultad, las emociones agradables nos van a ayudar, van a generar mayor motivación, disfrutar de momentos de bienestar es clave para favorecer actitudes positivas para hacer frente a los problemas, y gestionar de un modo más sereno y productivo las diferencias o conflictos con otras personas o familiares, que puedan surgir en momentos tan delicados como estos.

CELEBRAR LA VIDA

Durante años la psicología se ha venido ocupando básicamente de todo lo negativo, probablemente porque las emociones y experiencias negativas pueden ser más urgentes y apreciables que las positivas.

Las emociones negativas a menudo reflejan problemas o peligros objetivos lo suficientemente poderosos como para obligarnos a detenernos, aumentar la vigilancia, reflexionar sobre nuestro comportamiento y modificar nuestras acciones, si es necesario. Por el contrario, cuando nos estamos adaptando bien al mundo, no surge tal alarma. Las experiencias que promueven la felicidad a menudo parecen suceder sin esfuerzo. Naturalmente, el coronavirus ha exigido una adaptación demasiado rápida, lo que ha desembocado en un mundo emocional más negativo.

Entonces, por un lado, el enfoque de la psicología en lo negativo puede reflejar diferencias en la urgencia de las emociones negativas frente a las positivas, pero también hay razones históricas para el enfoque negativo de la psicología. Cuando las culturas se han enfrentado a guerras, amenazas, escasez de bienes y alimentos, pobreza o inestabilidad, lo más natural es que hayan estado atentas a todo lo negativo.

Pero ahora, sobre todo después de la pandemia que ha castigado al mundo en los últimos tiempos, es hora de dirigir nuestra atención hacia la comprensión y la construcción de cosas mejores en la vida. Es hora de que la psicología recuerde su misión fundamental, que no es otra que la de lograr una vida más plena para todas las personas. Necesitamos pues, centrarnos en lo positivo, centrarnos en cualidades como la creatividad, la esperanza, las habilidades interpersonales, el perdón, el humor, la valentía, la felicidad y la satisfacción con la vida.

Afortunadamente, muchos psicólogos están empezando a verlo así, la **Psicología Positiva** está cada vez más presente. Muchas teorías psicológicas importantes se están revisando para abordar el lado positivo de la vida, y los investigadores han comenzado a estudiar y tratar las fortalezas psicológicas.

Gracias en gran parte al trabajo de Jack Rachman, se tuvieron que empezar a identificar algunas de las variables que promueven la valentía, el optimismo y otras fortalezas. Incluso hemos comenzado a desarrollar técnicas para mejorar el bienestar psicológico.

1. LA PSICOLOGÍA POSITIVA

La Psicología Positiva es la corriente científica centrada en conseguir que la vida valga más la pena. Es la psicología práctica que se preocupa tanto por las **fortalezas** como por las **debilidades,** pero anteponiendo las fortalezas. Está tan interesada en construir cosas mejores en la vida como en reparar lo que está peor, está tan interesada en lograr **vidas plenas** para las personas como en curar las patologías.

Pero para llevar a cabo este nuevo enfoque, los positivistas tuvieron que plantearse cuestiones fundamentales, como qué temas debería estudiar dicha ciencia o cuáles son las fortalezas individuales e interpersonales que se deben valorar o incluso que se entiende por «felicidad», «realización» o «satisfacción» en la vida.

Ante estas cuestiones pensaron que se podrían considerar las habilidades y fortalezas que protegen a las personas de las enfermedades mentales. También pensaron que se podrían considerar las mejores cualidades, las que más nos gustaría inculcar en nuestros hijos, o las cualidades que conducen a grandes logros científicos, artísticos y avances culturales.

La Psicología Positiva pretende desarrollar **técnicas** para nutrir la fuerza y desarrollar la virtud. En eso se basa la terapia de Rachman. Sugiere que podemos aprender mucho sobre la fuerza humana y no solo sobre la debilidad examinando lo que sucede en la terapia. Por ejemplo, personas con trastornos de ansiedad a menudo muestran un valor notable al enfrentarse a los objetos y situaciones que temen.

Uno de los resultados más desconcertantes pero consistentes en la psicoterapia es la falta de especificidad del tratamiento. Tenemos evidencia de que muchas formas de terapia son efectivas. Sin embargo, con pocas excepciones, cuando un tratamiento se compara con otro, las diferencias entre los mismos, cuando se encuentran, son relativamente pequeñas.

En el tratamiento de la depresión, por ejemplo, se han encontrado pocas diferencias en la efectividad de la terapia interpersonal y de la terapia cognitiva. Se ha propuesto una variedad de ingredientes terapéuticos comunes que incluye apoyo social, empatía y hablar de los problemas propios. Sin embargo, el ingrediente más poderoso común a las terapias efectivas puede ser la construcción de fortalezas personales. Estas fortalezas incluyen optimismo, esperanza, coraje, honestidad, realismo, poner problemas en perspectiva, sentido de significado o propósito, perseverancia, mentalidad futura, habilidad interpersonal, empatía, humor y capacidad de placer.

2. LOS FUNDAMENTOS DE LA PSICOLOGÍA POSITIVA

Basada en el método científico, la Psicología Positiva se centra en lo que ya tenemos para mejorar nuestro bienestar psicológico sin obviar las emociones negativas que podemos experimentar, ni obligarnos a ser felices.

La Psicología Positiva reconoce constantes que influyen en nuestro bienestar como: fortalezas equilibradas, sentido vital, logro, relaciones, emociones positivas, etc. Porque conocer nuestras fortalezas, trabajarlas y aprovecharlas es la clave para fomentar nuestro bienestar.

En el contexto actual de pandemia, en el que todos hemos luchado con las dificultades sobrevenidas, pero, además, hemos tenido que combinar esta lucha con las dificultades propias relacionadas con las transiciones de la vida, como pérdidas económicas, desempleo, malestar físico, problemas matrimoniales, problemas con los hijos, la muerte de un miembro de la familia o de algún conocido, etc., la **construcción de fortalezas** es especialmente importante.

Lo mejor de la Psicología Positiva es que decide, de forma deliberada, poner el punto de enfoque en lo que ya tienen conseguido las personas, en lo que están haciendo bien. Esta idea, que parece simple y evidente, en realidad, ha revolucionado la forma en que se pueden abordar los cambios en ámbitos muy diferentes, como la salud, la educación, la empresa e incluso la política.

Por ejemplo, en el ámbito educativo, los profesores y los padres educaban haciendo hincapié en aquello en lo que el estudiante fallaba, en lo que le resultaba más difícil de entender, en lugar de poner el foco en las fortalezas de los estudiantes para hacerles disfrutar aprendiendo y fomentar esa fortaleza y ese interés.

Este es uno de los conceptos en los que se basa la Psicología Positiva, en poner el foco en desarrollar los puntos fuertes de cada persona.

Las últimas investigaciones en Psicología Positiva han demostrado que cuando ponemos el foco en nuestras fortalezas, tenemos más energía, obtenemos mejores resultados, nuestro rendimiento aumenta, somos más creativos, adoptamos mejores decisiones, y así podríamos citar un sinfín de efectos positivos que han demostrado este cambio de enfoque.

Conviene destacar, además, que la Psicología Evolutiva no se basa en la intuición de algunos, sino que, por el contrario, se basa en el **método científico.** Los modelos y terapias que plantean los seguidores de esta corriente han sido previamente estudiados y validados con la intención de demostrar su efectividad en un tanto por ciento bastante significativo de la población, es decir, ha quedado constatado que los resultados no se deben al azar o a un posible efecto placebo.

Pero no debemos confundir Psicología Positiva con pensamiento positivo. La Psicología Positiva pone el foco en lo que sí funciona, en las fortalezas, las emociones positivas o el sentido vital, pero ningún manual de Psicología Positiva ni ningún psicólogo seguidor de esta corriente negarán la libertad para estar triste, decaído, decepcionado, enfadado o insatisfecho.

Esta es la diferencia fundamental de la Psicología Positiva con la corriente del pensamiento positivo. La Psicología Positiva sí considera que las emociones desagradables son necesarias para crecer, evolucionar y aprender porque realmente son una parte inherente del ser humano. Reducir la Psicología Positiva al pensamiento positivo sería como decir que una persona es un conjunto de órganos y huesos.

A veces ser muy positivo puede llevarnos a tener una visión poco realista, donde no contemplemos imprevistos o el esfuerzo que nos va a llevar hacer algo, por ejemplo. En situaciones concretas ser excesivamente positivo puede ocasionarnos inconvenientes.

Por eso es tan importante tener en cuenta el concepto de **equilibrio** en el uso de las fortalezas. Numerosos estudios indican que a mayor volumen de fortalezas en equilibrio, mayores niveles de satisfacción con la vida podremos llegar a adquirir.

3. CÓMO EMPEZAR A CAMBIAR

Debemos centrarnos en nuestros puntos fuertes, en lo que sabemos hacer bien y con lo que disfrutamos más, ser conscientes de ello y, sobre todo, hemos de poner en marcha ese tipo de situaciones eligiendo el momento para provocar esos estados. Debemos intentar siempre:

- **Aumentar las emociones positivas** pensando en el pasado, viviendo el presente y planificando el futuro.

- **Poner en práctica nuestras fortalezas personales** con el objetivo de desarrollar un mayor número de experiencias gratificantes.

- **Fomentar las relaciones positivas;** dedicar un tiempo a nutrir las relaciones fomenta la sensación de bienestar.

- **Buscar el sentido,** lo que incluiría el sentido de la vida y el desarrollo de objetivos que van más allá de uno mismo. Es importante hacer una distinción entre propósito y sentido vital, donde el propósito se relaciona más con objetivos y el sentido con el lugar y la función que ocupamos en el mundo.

• **Marcarnos objetivos** y metas que nos motiven.

La combinación de estos los cinco bloques, que no son ni excepcionales ni exhaustivos, es lo que nos puede conducir a la satisfacción personal, es el camino para lograr nuestro máximo bienestar.

Debemos combinar estos componentes y en algunos momentos centrarnos en prestar mayor atención a alguno de ellos en concreto y dedicarle más tiempo. Por ejemplo, podemos centrarnos en **fomentar emociones positivas,** para lo que debemos dedicar nuestro tiempo a actividades que nos infundan esas emociones y no otras.

Otra de las aportaciones de la Psicología Positiva han sido experimentos centrados en demostrar que cuando sabemos jugar con el nivel de dificultad de una tarea y nuestras habilidades para realizarla, combinado con nuestro nivel de bienestar, podemos experimentar la sensación de que una tarea que se nos presentaba como realmente complicada repentinamente se torna en sencilla y fluida, y la podemos resolver casi sin ser conscientes, el desgaste de energía es mínimo y la motivación muy alta.

Conocer nuestras fortalezas como personas es una de las vías más importantes para organizar nuestro trabajo, nuestro ocio o incluso nuestra manera de comunicarnos con los demás, de forma que disfrutemos mucho más con lo que estamos haciendo y al mismo tiempo consigamos un rendimiento óptimo.

Bárbara Fredrickson ha sido la primera investigadora que ha formulado una teoría que dice que las emociones positivas tienen una función adaptativa: la de ampliar y construir nuestras **habilidades de afrontamiento.**

Según esta investigadora, si antes de afrontar una tarea ardua y compleja provocamos una emoción positiva, como, por ejemplo, el humor o la alegría, vamos a afrontar ese reto con más habilidades y vamos a tener muchas más probabilidades de éxito para conseguirlo.

Por ejemplo, se realizó un estudio con médicos que hacían diagnósticos de la función hepática. A un grupo se le daba una bolsa de golosinas antes de emprender la labor con los pacientes y al otro grupo no. Los resultados del grupo que había comido los dulces fueron notablemente mejores que los del otro grupo.

Podemos inducir emociones positivas con elementos tan sencillos como un baño de espuma, un olor especial, escuchar una canción que nos guste o comernos un bombón. En definitiva, se trata de explorar, elegir y disfrutar.

4. DIFERENCIAS ENTRE EL OPTIMISMO Y EL PESIMISMO

Los estudios han demostrado que tanto ser una persona positiva como ser una persona negativa puede afectar la salud física y mental, por lo que, como es lógico, ser un pensador positivo es la mejor de las dos opciones.

Un amplio estudio que se realizó entre 2004 y 2008 siguió de cerca la vida de 70000 mujeres entre 2004 y 2012 y demostró que aquellas que eran de **pensamiento optimista** disfrutaban de las siguientes ventajas:

- Una vida de mayor calidad.
- Niveles de energía notablemente más altos.
- Una salud psicológica y física mejor.
- Se recuperaban antes de lesiones o enfermedades.
- Se resfriaban menos.
- Tasas de depresión mucho más bajas.
- Notable mejor manejo del estrés.
- Mejores habilidades de afrontamiento.
- Y lo que es más llamativo, las mujeres optimistas demostraron mayor longevidad; el optimismo conduce a disfrutar de una vida más larga.

Por el contrario, las mujeres con **mayor grado de pesimismo** se mostraron más propensas a padecer estos inconvenientes:

- Enfermedades del corazón.
- Accidentes.

- Cáncer, incluidos los de mama, ovario, pulmón.
- Infecciones.
- Enfermedades respiratorias.

5. EL PENSAMIENTO POSITIVO

El pensamiento positivo no surge de manera espontánea ni de forma mágica, y evidentemente no hace que todos nuestros problemas desaparezcan. Pero lo que sin duda sí que logra es que nuestros problemas parezcan más manejables, y pensar positivamente nos ayuda a abordar las dificultades de una manera más eficiente y productiva.

El pensamiento positivo se puede lograr trabajando con constancia, día a día, a través de algunas técnicas diferentes que han demostrado ser efectivas, como el diálogo interno positivo y las imágenes positivas.

6. CÓMO PODEMOS SER MÁS POSITIVOS

Veamos algunos consejos que pueden ayudarnos para comenzar a entrenar nuestro cerebro para pensar más positivamente.

Debemos intentar **buscar lo bueno** en cada situación. Por supuesto a todos se nos presentan obstáculos con frecuencia y constantemente todos nos tenemos que enfrentar a situaciones complejas, pero, como decíamos anteriormente, si afrontamos las situaciones desde la perspectiva optimista, es decir, pensando en la parte buena que presentan, todo se nos hace mucho más fácil y asumible, y si adoptamos como hábito esta forma de abordar las cosas, nuestro cerebro poco a poco va cambiando la forma de verlas y afrontarlas.

También tenemos que **practicar la gratitud.** Como vimos en el capítulo dedicado a la gratitud, esta, practicada con frecuencia como una rutina, nos ayuda reducir el estrés, mejora nuestra autoestima y poco a poco va fomentando la **resiliencia,** incluso en tiempos tan difíciles como los vividos en la pandemia. Practicar la gratitud, ya sea escribiendo un diario, llamando o mandando mensajes a nuestras personas allegadas, o simplemente recordando y agradeciendo las cosas buenas que tenemos, nos hace más positivos y nos reporta felicidad y bienestar.

Por supuesto, no debemos olvidarnos de la risa. **Practicar la risa,** como todos sabemos, reduce la depresión, el estrés y la ansiedad, y además mejora el estado de ánimo, eleva la autoestima y nos ayuda a afrontar las tareas, y la vida en general, con mucha más facilidad. Estar abierto al humor, provocar situaciones divertidas, buscarle el punto gracioso a las situaciones y dejar que fluya la risa hace que nuestra vida sea mucho más agradable. Y si nos esforzamos por ver en televisión comedias en lugar de tanto drama, **sonreír** constantemente a las personas con las que nos cruzamos por la calle, contar las anécdotas de forma divertida y reír cuando nos cuentan historias, alcanzaremos la positividad.

También es sabido que la negatividad y la positividad son contagiosas, al igual que la risa. Ha quedado más que demostrado que se transmiten de una persona a otra con mucha más facilidad de lo que pensamos. Por eso es importante **rodearnos de personas positivas,** que nos transfieran su energía y su alegría y hagan nuestra vida mucho más agradable.

Asimismo es fundamental **practicar el diálogo interno positivo.** La mayoría de nosotros solemos ser demasiado duros con nosotros mismos, nos solemos criticar con bastante firmeza y podemos llegar a ser nuestro peor enemigo. Esta forma de actuar, si se repite con demasiada frecuencia, puede provocar que nos formemos una imagen excesivamente negativa de nosotros mismos, y el peligro que conlleva esto es que una vez que ocurre es muy difícil rectificarlo.

Para que esto no ocurra debemos respondernos a nosotros mismos de forma positiva, es decir, llevar a cabo un diálogo interno positivo. Las investigaciones han venido a demostrar que incluso provocar pequeños cambios en la forma en que hablamos con nosotros mismos influye en nuestra capacidad para regular nuestros sentimientos, nuestros pensamientos y nuestro comportamiento en situaciones de estrés. Por ejemplo, cuando algo no sale como esperábamos, en lugar de pensar «lo hice realmente mal», debemos pensar: «La próxima vez voy a abordar este tema de forma diferente».

Debemos, pues, **identificar nuestras áreas de negatividad,** nuestros pensamientos y sentimientos negativos, porque ambos se alimentan recíprocamente: nuestros pensamientos negativos alimentan nuestros sentimientos negativos, y estos sentimientos negativos alimentan a los pensamientos negativos. Todos sabemos que somos capaces de autoprovocarnos una crisis de ansiedad dejando que fluyan los pensamientos negativos.

A veces nos sentimos tan tensos y ansiosos que parece que algo horrible va a suceder. Esto es el razonamiento emocional: utilizamos nuestras emociones para interpretar cómo van las cosas. También nuestras conductas tienen la capacidad de empeorar las situaciones. Si pensamos que nos vamos a morir de forma inmediata o que vamos a sufrir una crisis nerviosa, al final somos incapaces de seguir adelante con nuestra vida.

Una forma buena de identificar nuestros pensamientos negativos y nuestro lado pesimista es preguntar a las personas más cercanas que nos rodean. Ellas tendrán una visión bien clara del asunto.

El pensamiento positivo no consiste en enterrar todos los pensamientos o emociones negativos que podamos tener, ni tampoco consiste en la eliminación de sentimientos difíciles. Por el contrario, consiste en gestionar los puntos más bajos de nuestras deliberaciones para introducir cambios positivos que nos motiven a seguir adelante.

Todos tenemos el derecho a sentirnos tristes o enfadarnos con nosotros mismos en determinadas situaciones, pero también debemos ofrecernos luego apoyo a nosotros mismos, como lo haríamos con un amigo o conocido, centrándonos en que las cosas mejorarán.

En otro orden de cosas, el pesimismo, el estrés y la ira que a menudo acompañan al pensamiento negativo pueden causar una serie de síntomas físicos, aumentar el riesgo de enfermedades e incluso acortar la esperanza de vida, como ya hemos señalado.

Por tanto, si nos sentimos incapaces de **gestionar** nuestros pensamientos negativos y tenemos problemas para controlar nuestras emociones negativas, debemos consultar a un psicólogo para tal vez beneficiarnos de una terapia basada en la Psicología Positiva. Los pensamientos negativos persistentes pueden ser causados por una circunstancia psiquiátrica subyacente que requiera tratamiento.

No podremos eliminar todo el pesimismo y los pensamientos negativos de la noche a la mañana, pero lo que sí podemos hacer, sin duda, es aprender a abordar las cosas con una perspectiva mucho más positiva.

Para llevar a cabo el abordaje de lo positivo, podemos intentar empezar cada día con un elemento positivo. Una **rutina matutina** que nos **alegre** el comienzo del día y marque la pauta para el resto de la jornada. Una rutina matutina que estimule la actitud positiva y que nos ponga de buen humor, como escuchar nuestra música favorita, preparar nuestro desayuno preferido o vestirnos para sentirnos mejor, etc.

Llevar con nosotros la **actitud de felicidad,** y en lugar de esperar que las cosas ajenas nos hagan felices, debemos ser nosotros los que con nuestra felicidad influyamos en todo lo que sucede a nuestro alrededor. En otras palabras, en lugar de decirnos a nosotros que seremos muy felices si algo que estamos esperando sucede, debemos ser felices primero para que luego eso que esperamos acabe por suceder. La felicidad es una actitud, no una posición o una situación.

Y, cómo no, debemos **disfrutar de los pequeños placeres.** Los grandes placeres no llegan con tanta frecuencia como tal vez deberían, pero la vida se compone de pequeñas cosas y placeres simples que con una actitud mental adecuada podemos aprender a apreciar, como ver un amanecer o un atardecer hermoso, observar las estrellas, comer un buen chocolate, caminar descalzos por la playa o por la hierba… A veces eso es todo lo que necesitamos para crear **bolsillos de alegría.**

Y nunca debemos dejar de **sonreír.** Aunque parezca increíble, sonreír dará un impulso instantáneo a nuestro cambio de actitud. Debemos intentar sonreír recordando cosas que nos hicieron felices en otro momento, hay que intentar sonreír pensando en las personas a las que queremos, sonreír cuando nos hablen los demás, sonreír pensando en lo último que nos hizo reír. Sonreír con mucha frecuencia nos conduce al cambio de actitud hacia lo positivo porque provoca que segreguemos endorfinas y serotonina, las hormonas del placer y el bienestar. Y evidentemente es mucho más fácil adoptar una actitud positiva cuando las sustancias químicas que libera nuestro cuerpo favorecen la felicidad.

Sin embargo, no solo debemos rodearnos de personas positivas: debemos, además, buscar literatura con mensajes positivos, escuchar música con letras llenas de alegría y ver películas en las que el optimismo sea el protagonista. Hemos de introducir en nuestro cerebro tanta positividad como nos sea posible.

Como decía Nelson Mandela, ser el dueño de nuestro destino, el capitán de nuestra alma, puede marcar la diferencia entre ser esclavo o dueño, víctima o creador. El primer paso que tenemos que dar para pasar del modo víctima al modo creador es asumir nuestras responsabilidades y que nuestra actitud sea la de estar a cargo de nuestro propio destino.

Debemos considerar cualquier situación, persona o actividad como un maestro que nos ha incorporado la vida para enseñarnos algo. Debemos ser plenamente conscientes del **momento presente.** Esto nos ayudará a descargar todo el estrés, toda la ansiedad, toda la frustración y toda la ira. Debemos concentrarnos en las acciones que nos ayudan a relajarnos y a responder de forma equilibrada a los problemas cotidianos.

Hemos de dejar pasar todo aquello que no podemos controlar y centrarnos en lo que sí podemos controlar. Nosotros somos los únicos que podemos dominar por completo nuestros pensamientos, nuestras acciones y nuestros sentimientos. Solo nosotros los podremos cambiar. Y, por el contrario, nunca podremos controlar las acciones y los pensamientos de los demás, ni siquiera debemos intentarlo. Debemos dejar a un lado lo que otra gente piensa, hace o dice para concentrarnos en nosotros mismos.

Debemos concederle a la gente el beneficio de la duda. Cuando creemos que nos han tratado de forma injusta, intentemos analizar la situación desde el punto de vista que lo haría una tercera persona. Tenemos que considerar la posibilidad de que la persona que nos ha ofendido no pretendía realmente hacerlo. Debemos otorgarle el beneficio de la duda valorando la posibilidad de que no era consciente de lo que hacía.

Y cuando alguien nos defrauda y nos sentimos descorazonados, debemos pensar en cuáles eran nuestras expectativas, considerar si eran realistas, pensar también si en algún momento se las habíamos dado a conocer a la otra persona. Estas reflexiones nos ayudarán a mejorar nuestras relaciones con los demás y, por supuesto, a aclarar cualquier malentendido que haya surgido debido a la falta de una buena comunicación y a evitar futuros malentendidos.

Aprender a observar las cosas desde **otra perspectiva** nos ayudará a enfrentarnos a la vida de una forma más equilibrada. Esto está directamente relacionado con el hecho de dejar ir todo aquello que no podemos controlar. Cuando nos enfrentamos a un problema que no podemos solucionar, debemos pensar en todos los factores relacionados con esa dificultad que escapa a nuestro control. Podremos reducir la preocupación preguntándonos a nosotros mismos si alguno de los problemas que tenemos en la cabeza seguirá importándonos dentro de una hora o dentro de un día.

Debemos controlar o cambiar los aspectos de nuestra vida que no podemos manejar. Cuando nos obligamos a asumir el control de ciertas cosas, nos sentimos más capacitados para mantener una actitud mucho más calmada. Por ejemplo, si estamos en un atasco por la mañana, en lugar de perder los nervios, debemos considerar la posibilidad de controlar ese problema con el tráfico cambiando la hora a la que salimos de casa por la mañana o utilizando el transporte público. En lugar de alimentar el estrés, la ira o la frustración, debemos controlar estos sentimientos negativos para aclarar nuestra mente.

La próxima vez que nos encontremos pensando en lo desgraciados que somos y en por qué nos está pasando algo, debemos variar la perspectiva y en su lugar preguntarnos qué se supone que podemos aprender o conseguir con lo que está ocurriendo o cómo nos puede ayudar a crecer y convertirnos en mejores personas.

También debemos aceptar que a veces no hay nada que podamos hacer para cambiar una situación, y por ello quejarse solo fomenta la negatividad. **Quejarse** con mucha frecuencia únicamente conduce a una negativa y mala actitud.

Debemos, además, **ser proactivos.** Una persona reactiva permite que otras personas y algunos hechos externos determinen cómo se va a sentir. Por el contrario, una persona proactiva puede decidir cómo se sentirá independientemente de lo que pueda estar sucediendo a su alrededor. Ser proactivos y elegir nuestra actitud es uno de los mejores caminos hacia la positividad.

También **tener propósitos y metas** nos ayuda a mantenernos estables, firmes y seguros en medio de las vicisitudes y los retos de la vida. La persecución de grandes objetivos atribuye significado y propósito a la existencia: saber para y por qué estamos logrará maravillas con nuestra actitud.

Hay que **concentrarse en lo bueno:** en lo bueno de los demás, en lo bueno de nosotros mismos, en lo bueno que nos ofrece la vida y en lo bueno que está por venir.

Mantengamos el **entusiasmo.** Las personas entusiastas tienen —podría decir «tenemos» porque esta autora es una de ellas— una buena actitud ante la vida. Necesitamos el entusiasmo para desarrollar con éxito todo aquello que emprendemos en la vida diaria. Si lo perdemos, todo se hace más monótono y aburrido, nuestra energía disminuye y nos cuesta mucho hacer cualquier esfuerzo. El entusiasmo es un estado interno de alegría, optimismo y ánimo que todos experimentamos en algunos momentos. Cuando disfrutamos de determinadas actividades, también disfrutamos de entusiasmo y, por consiguiente, cuando disfrutamos de mucho entusiasmo, disfrutamos mucho más de la vida.

Ya sabemos que la vida no es del todo fácil para nadie. En algunas ocasiones se torna tremendamente dura, puede llegar hasta ser una existencia dolorosa. Pero en esos momentos es cuando realmente tenemos que ser valientes, sacar nuestro máximo ingenio y aceptar cómo nos vienen las cosas y verlas venir con la actitud necesaria para poder lidiar con todo aquello que vaya surgiendo.

Debemos renunciar a tener una actitud por derecho. Debemos dejar de **exigir** que nos entreguen las cosas como, cuando y donde nosotros queremos. Nuestra actitud en todo momento debe centrarse en que conseguir lo que queremos depende en gran medida de nosotros y en que las cosas buenas nos llegan trabajando duro.

Una de las mejores formas de positivizar es hacer uso de la **visualización**, es decir, vernos a nosotros mismos triunfando, consiguiendo nuestras metas, recogiendo nuestro premio. Cuando las cosas no van bien, visualizarnos a nosotros mismos logrando aquello por lo que luchamos es la mejor forma de mantener el ánimo y el entusiasmo.

También es maravilloso desarrollar una actitud de **curiosidad,** ya que esta nos motiva a descubrir cómo solucionar nuestras incidencias, nuestros problemas o nuestras dudas personales. La curiosidad logra que nos resulte más fácil barajar los abanicos de soluciones u opciones. Ser curiosos y querer aprender de nuestro entorno nos hace mucho más seguros, mucho más valientes frente a lo desconocido y, por supuesto, nos ayuda a clarificar nuestros pensamientos.

La mejor manera de abordar cualquier situación es estar abierto a aprender de ella. Tener curiosidad por una situación nos permite experimentarla de forma más plena. Además, la curiosidad nos ayudará a abordar las distintas incertidumbres que nos plantea la vida con una actitud mucho más positiva.

En definitiva, la actitud mental positiva es la que nos va a permitir disfrutar de las valiosas oportunidades que nos puede ofrecer la vida. Las personas que inconscientemente se centran siempre en lo negativo y se pasan la vida lamentándose y quejándose se auto incapacitan para disfrutar de la vida.

Gran parte de nuestro bienestar y nivel de satisfacción tiene que ver con las necesidades básicas y materiales, pero nuestra felicidad también está íntimamente relacionada con nuestra mentalidad, con la forma en la que gestionamos los pensamientos positivos.

Es necesario que aprendamos el nuevo hábito de la actitud positiva para alcanzar nuestras metas y todo aquello que nos propongamos. Una actitud positiva mejora también los comportamientos para lograr el éxito en todo lo que nos propongamos.

El pensamiento positivo busca, pues, los mejores efectos de las peores situaciones. Siempre es posible resolver descubriendo algo bueno, siempre y en todo, y desde luego, siempre debemos esperar lo mejor de nosotros mismos, aunque las cosas se vean mal a nuestro alrededor. Y lo más grandioso y más bonito de todo esto es que cuando buscamos cosas buenas, siempre las encontramos. Y esto es algo que vale la pena intentar.

7. ¿QUÉ ES EL CRECIMIENTO POSTRAUMÁTICO?

El crecimiento postraumático puede definirse como el cambio positivo que podemos experimentar las personas como resultado de un **proceso de lucha** emprendido a partir de un suceso traumático. Es el cambio psicológico positivo experimentado como resultado de las adversidades u otros desafíos para alcanzar un nivel más alto de funcionamiento vital y conlleva una serie de transformaciones importantes en las personas.

8. ¿QUÉ CAMBIOS CONLLEVA EL CRECIMIENTO POSTRAUMÁTICO?

Conlleva cambios relacionados con un sentimiento de aumento en la **confianza** en las propias capacidades para afrontar cualquier adversidad que nos pueda sobrevenir en el futuro.

El crecimiento postraumático implica también cambios en las **relaciones interpersonales.** Existe un número muy significativo de personas que, tras la vivencia de una experiencia traumática, ven fortalecidas sus relaciones con las personas más cercanas, pareja, hijos, padres, etc., o incluso con personas de su círculo social, pero no tan cercanas.

Asimismo acarrea cambios en la **espiritualidad** y en la **filosofía de vida:** las experiencias traumáticas también sacuden de forma radical las concepciones e ideas sobre las que se construye la visión del mundo. Entre las experiencias vividas se puede encontrar la consciencia de la realidad de la muerte, y esta puede conllevar una mayor apreciación del valor de las pequeñas cosas, del día a día.

También da lugar a cambios en la **escala de valores** y en los niveles de **prioridades.** La experiencia de crecimiento no indica necesariamente que las personas nos vayamos a ver libres de sufrir las consecuencias potencialmente negativas de un suceso traumático, es decir, no es una garantía y no necesariamente elimina el dolor ni el sufrimiento. De modo que la experiencia de crecimiento personal no es equivalente a la ausencia de estrés y sufrimiento. El dolor subjetivo y el crecimiento personal coexisten en muchas personas. El crecimiento postraumático es un proceso rescatado por la Psicología Positiva y en realidad hace referencia a la gran capacidad que tenemos las personas afectadas por una crisis para desarrollar respuestas adaptativas.

EN RESUMEN

Mostrando esta actitud positiva, afrontaremos nuestro paso por el mundo de una mejor manera, y para ello es importante no obstaculizarnos el camino a nosotros mismos dejando que la exasperación y la desilusión nos atrapen y nos conduzcan a la perspectiva pesimista.

Para ello, tenemos que trabajar cada día con un rumbo claro y realista. Debemos elegir las circunstancias y los entornos que nos lleven a ofrecer lo mejor de nosotros mismos.

Y con una actitud positiva, lograremos crecer, conseguiremos realizar los cambios positivos que conlleva el crecimiento postraumático, que son los cambios que experimentamos como resultado del proceso de lucha que emprendemos a partir de la vivencia de un suceso traumático.

En gran medida, cómo actuemos tras esta crisis podría determinar cómo se portará la vida con nosotros en el futuro. Vamos, pues, a darlo todo. Vamos a celebrar la vida. Vamos a vivir de la forma más generosa posible con nosotros mismos y, cómo no, con los demás.

EPÍLOGO

El hecho de que la pandemia no haya llegado a su final y lleve más de un año en nuestras vidas prolongará la recuperación psicológica de muchas personas, y aunque la situación médica y económica ya están comenzando a mejorar, aún no se sabe cómo se desarrollará la pandemia en los próximos años. Dada la intensidad que ha tenido hasta ahora, es probable que haya nuevas olas, pero quizá de menor intensidad.

No se sabe tampoco cómo serán esas siguientes olas, ni el efecto que puedan tener las nuevas variantes genéticas que vayan apareciendo, pero lo mejor es que a nivel global la pandemia en este momento decrece. Quizá sea una combinación de varios factores: el virus se comporta de forma estacional, la población va adquiriendo cierta inmunidad de grupo por infección natural o por las vacunas; quizá el virus, en ese proceso natural de variación y mutación, va derivando a formas menos virulentas y se va adaptando a su nuevo huésped. No se sabe a ciencia cierta, pero de momento sigue habiendo motivo para la **esperanza.**

La situación comienza a estar relativamente controlada gracias a los esfuerzos de vacunación, y la efectividad de las vacunas queda de manifiesto según estudios comparativos donde se ha observado que la mortalidad entre personas mayores con domicilio en residencias (casi todas vacunadas) desciende bruscamente, mientras el número de fallecidos entre personas con domicilio fuera de ellas (no vacunadas) aumenta considerablemente.

Todo esto era de esperar, porque jamás se había invertido tanto dinero y había habido tanta **colaboración** para el desarrollo de las vacunas entre entidades públicas, privadas, centros de investigación, universidades, farmacéuticas, empresas y ONG.

Por otra parte, las fases de movimientos restringidos, distanciamiento social y trabajo desde casa han requerido cambios muy notorios e importantes **adaptaciones,** y afortunadamente también está comenzando a mejorar la situación al respecto.

Desarrollar nuevas rutinas, practicar el agradecimiento, las técnicas de relajación, la meditación, reordenar toda nuestra vida, aprender a mantener nuestro hogar en armonía para que nuestra mente también lo esté, todo ello requiere atención enfocada y mayor energía, pero sin duda valdrá la pena el esfuerzo después de tanto sufrimiento y tantas vidas perdidas.

De todas formas, no todo ha sido negativo. Los investigadores han marcado algunos aspectos positivos, curiosos e inesperados en el comportamiento humano durante la pandemia: ha habido **menos contaminación** en casi todos los países, la NASA señaló una reducción de la polución del aire hasta en un 25% en las grandes ciudades del mundo. Se ha dado un gran cambio en el planeta Tierra, que ha sido el más beneficiado en esta contingencia. Con las fábricas inactivas, los puertos clausurados, los bancos cerrados y el aislamiento de las personas, entre otros factores, le dimos un respiro al planeta.

Esta pandemia ha permitido la reducción del tráfico ilegal de especies salvajes, la mejora de la calidad del aire, la disminución del calentamiento global y la contaminación, así como la recuperación de algunos animales en peligro de extinción. Esto pone de manifiesto que al concluir la pandemia deberíamos replantearnos la relación entre el ser humano y la naturaleza.

Ha habido también **menos accidentes** de tráfico, la criminalidad descendió en muchos países y algunas enfermedades infecciosas están disminuyendo en las consultas hospitalarias.

Y aunque ha aumentado la tasa de violencia doméstica y la economía cayó en picado, otros casos, como los crímenes y los robos callejeros también descendieron considerablemente.

Los médicos, además, coinciden en que la pandemia ha generado algunos efectos positivos sobre la salud derivados de cambios sustanciales en el comportamiento humano. Especialmente remarcable es que las personas somos más receptivas a aceptar los mensajes relacionados con la salud y, por consiguiente, a actuar para **cuidarnos más.**

Esta mayor concienciación acerca de los mensajes de salud pública se ha manifestado también en el aumento de la demanda de información en las consultas de enfermedades de transmisión sexual. Este fenómeno se ha observado en muchos países y ha habido una reducción de esas patologías durante los periodos de confinamiento.

Los pediatras también han llamado la atención sobre el brusco descenso de los ingresos por enfermedades respiratorias como la gripe debido, muy probablemente, a la prolongada cuarentena que motivó el cierre de guarderías y colegios, pero también a la adquisición de hábitos saludables de lavado de manos e higiene. Los niños han aprendido a marchas forzadas qué son los gérmenes y cómo se diseminan.

La gente está ahora, en general, mucho más **concienciada** de que nada es realmente tan importante como la salud, y este hecho puede constituir la fuerza necesaria que nos lleve a todos a tener hábitos mucho más saludables y recuperarnos de este drama mucho más rápido.

Además, de repente todos tenemos mucho más **tiempo.** Tenemos que hacer las cosas más lentamente, pasamos más tiempo en nuestros entornos, no tenemos que despertarnos a las seis de la mañana para coger un avión, porque apenas hay vuelos y tampoco tenemos a dónde viajar, así que nos quedamos en casa y nos dedicamos a realizar actividades mucho más pausadas y tranquilas, actividades que se pueden realizar a solas o con amigos y familia cercana, que es claramente algo positivo porque realza la **calidad de vida.** No estaría nada mal que este cambio se asentara y permaneciese por mucho tiempo y nos acostumbrásemos a esta vida más lenta y pasar más tiempo con los nuestros.

Un aspecto menos positivo de esta concentración en la familia y en lo local es que pueda derivar en una actitud regresiva que nos devuelva a las épocas premodernas en que las personas no estaban tan acostumbradas a tratar con ciudadanos de culturas tan diferentes. Grandes ciudades como Nueva York, Londres o París eran importantes puntos de encuentro donde todo el mundo se reunía y donde todo el mundo pudo aprender de esta diversidad y extraer todo lo bueno de tantas culturas mezcladas. Pero con esta concentración en lo local y esta actitud más cautelosa y más temerosa del mundo exterior es posible que las conexiones interculturales no vuelvan a ser las mismas en bastante tiempo.

La parte positiva de esta crisis sería que todos consumiéramos menos y que pensáramos más en el medioambiente y en los recursos limitados que tenemos a nuestra disposición. Poco a poco iremos viendo en qué dirección van realmente estos grandes cambios.

En otro orden de cosas, los seres humanos somos absolutamente **impredecibles.** Somos capaces de vaciar los estantes de papel higiénico de un supermercado en un tiempo récord para posteriormente sacar todo nuestro potencial solidario y creativo y ponerlo a disposición de quien lo necesite solo por el placer de sentirnos útiles.

Y esto es, precisamente, lo que ocurrió en muchos países. Empresas, ONG, vecinos, artistas, etc., se organizaron para ayudar a los más vulnerables. Algunos gremios profesionales crearon **redes de ayuda mutua,** los músicos tocaban en los balcones, los *discjockeys* pincharon su música para toda su calle, los artistas, muchos de ellos por primera vez, ofrecieron espectáculos, conciertos, ópera e incluso festivales de música íntegramente *online*.

Además, se movilizaron cientos de asociaciones de vecinos y organizaciones para atender las necesidades básicas de las personas más mayores.

Varias empresas de restauración conscientes del papel de los sanitarios, por ejemplo, distribuyeron comida de forma gratuita para ellos con el fin de darles ánimo y ayudarles en una lucha en la que ellos eran totalmente imprescindibles.

También se creó un proyecto especialmente bonito, Terapia Vecinal, en España, a través del cual se crearon mensajes de ánimo, bajo demanda, que eran proyectados en los edificios por las noches.

El Ayuntamiento de Madrid creó lo que se denominó «un ecosistema de proximidad» para difundir entre los ciudadanos qué comercios y asociaciones vecinales cercanas funcionaban pese al COVID-19.

Algunas empresas textiles españolas donaron al sistema hospitalario millones de mascarillas que fabricaron e hicieron llegar a los hospitales usando su propia red logística y siguiendo para su fabricación las indicaciones del Ministerio de Sanidad.

Importantes empresas de decoración donaron colchones y percheros, por ejemplo, para el hospital temporal habilitado en IFEMA en Madrid, además de 2500 camas, destinadas a las residencias de ancianos.

La Asociación para la movilidad personal y ecológica de Granada (AMPEG) creó una bonita campaña solidaria: jóvenes con patinetes recorrían la capital granadina para ayudar a las personas mayores o personas enfermas que no podían salir, con el objetivo de no ponerlos en riesgo, y les hacían llegar las medicinas o comida que necesitaran.

Por poner otro ejemplo, creativos de Barcelona se unieron para crear el Covid Art Museum (CMA), un museo virtual donde los artistas podían exponer sus obras a nivel internacional.

Más casos: dos enfermeras en Madrid, Ana Ruiz y Alba Justicia, pensaron que no solo se debía asistir a los enfermos desde el punto de vista sanitario, sino que también se les podía ayudar con lecturas interesantes que hicieran a los pacientes ingresados en el hospital de campaña de IFEMA más llevaderos sus días en esa instalación. Estas enfermeras, promotoras de la idea, se ayudaron de los voluntarios de SAMUR Protección Civil para gestionar una biblioteca para los pacientes, que vieron así disminuido su aburrimiento y su estrés a través de la lectura solidaria.

En Argentina, la iniciativa «Frena la curva», una plataforma ciudadana de voluntarios, emprendedores, activistas, organizaciones sociales y laboratorios de innovación pública y abierta, llamó al país y a toda América Latina a canalizar y organizar la energía social y la resiliencia cívica.

Muchas instituciones, empresas y ciudadanos latinoamericanos donaron materiales de protección o fondos para la lucha contra el virus. En países como Cuba, muchas mujeres emprendedoras, algunas con máquina de coser y otras a mano, confeccionaron mascarillas textiles que posteriormente donaron.

La gente pareció volverse «más buena», aunque algunos antropólogos mantienen que la bondad es solo una fina capa de barniz sobre la civilización, que efectivamente reluce en momentos de crisis, pero debajo de ella yace la verdadera naturaleza del mamífero, egoísta con sus grandes colmillos y afiladas garras al acecho...

En realidad, somos ambas cosas, y como hemos visto en esta crisis mundial, la **solidaridad** se fortaleció porque todos teníamos un enemigo común, el virus, y eso nos unió, como unen las guerras cuando hay escasez de alimentos y se tiene que compartir, como sucedió en muchos países europeos durante la Segunda Guerra Mundial.

Sea como sea, en general, el mundo se volvió más amable y mucha gente trató de ayudar a los más vulnerables y mantener la mente activa durante los días de confinamiento.

Así lo hizo esta autora, y este libro es el resultado de muchos días de trabajo e investigación. Valga esta pequeña aportación a la pandemia, que esperamos que pueda llegar a muchas manos y sea de gran ayuda para todo aquel que lo lea.

BIBLIOGRAFÍA

Brantley, J. (2010). *Calmar la ansiedad.* Barcelona, Ediciones Oniro.

Wells, A. (2019). *Terapia metacognitiva para la ansiedad y la depresión.* Bilbao, Desclée De Brouwer.

KlüberRoss, E. y Kessler, D. (2016). *Sobre el duelo y el dolor.* Barcelona, Luciérnaga CAS.

Seligman, M E. P. (2019). *La auténtica felicidad.* Barcelona, Ediciones B.

Holden, R. y Holden, H. (2021). *Milagros diarios.* Madrid, Gaia.

Korb, A. (2019). *Neurociencia para vencer la depresión. La espiral ascendente.* Málaga, Sirio.

Medina, J. (2014). *Brain rules.* Seattle, WA, Pear Press.

Adler, M. y Fagley, N. *The Appreciation Scale.*

Hof, W. (2021). *El método Win Hof. Trasciende tus límites, activa todo tu potencial.* Madrid, Gaia. Fredrickson, B. (2009). *Positivity.* Nueva York, Three Rivers Press.